W0337687

CONSTANZE KLEIS

Sterben Sie bloß nicht im Sommer

CONSTANZE KLEIS

Sterben Sie bloß nicht im Sommer

Und andere Wahrheiten,
die Sie über Ihr Ende wissen sollten

DUMONT

FSC
www.fsc.org
MIX
Papier aus verantwortungsvollen Quellen
FSC® C083411

Erste Auflage 2012
© 2012 DuMont Buchverlag, Köln
Alle Rechte vorbehalten
Umschlag: Zero, München
Umschlagabbildung: plainpicture/Bildhuset
Satz: Fagott, Ffm
Gesetzt aus der Garamond und der DIN Condensed
Gedruckt auf säurefreiem und chlorfrei gebleichtem Papier
Druck und Verarbeitung: CPI – Clausen & Bosse, Leck
Printed in Germany
ISBN 978-3-8321-9657-8

www.dumont-buchverlag.de

In Erinnerung an
Irmtraud und Inge

Nicht der Tod, sondern das Sterben beunruhigt mich.
Michel de Montaigne

Inhalt

Vorwort

Als bei meiner Mutter ein unheilbarer Hirntumor festgestellt wurde, hatten wir – mein Vater, meine Schwester und ich – in vier Kliniken und sieben Krankenhausstationen über drei Monate lang bis zu acht Stunden täglich die Gelegenheit, das Kleingedruckte im deutschen Gesundheitssystem kennenzulernen. Wir erhielten dabei einige lebenswichtige Lektionen, die nur einen Haken hatten: Man versteht sie erst, wenn man so nah dran ist, dass man am liebsten ganz weit weg sein möchte, mindestens auf Höhe von UDFy-38135539, der am weitesten entfernten bislang bekannten Galaxie. Leider geht es einem dann meist schon so schlecht, dass es keine Alternativen gibt. Deshalb dieses Buch. Wer so schwer erkrankt wie meine Mutter, lebt in der Regel nicht mehr lange genug, um noch aus Erfahrung klüger werden zu können. Erfahrungen, die man sich und denen, die man liebt, sehr gerne ersparen würde. Man muss schon kerngesund sein, um die Zumutungen in Medizin, Reha und Pflege nicht nur zu ertragen, sondern auch zu überleben. Ein Paradox, das ich mit diesem Buch lösen möchte. Es zeigt, welche Regeln man beim Gang über die Reling beherzigen sollte, um sich vielleicht sogar das Leben oder wenigstens seine Würde zu retten. So gilt bei einer Krebsdiagnose etwa: Der frühe Vogel fängt den Wurm. Denn die intensivste Betreuung, das meiste Mitgefühl, das größtmögliche Interesse von Ärzten und Pflegepersonal erhält man, wenn man sehr jung sehr, sehr krank wird. Schon ab 50, das belegen Studien, genießt man bei Medizinern nämlich kaum mehr Aufmerksamkeit als ein Sauerstoffatom. Überlebenswichtig außerdem: sich niemals abwimmeln lassen. Sollte Ihr Arzt der Meinung sein, der Druck auf der Lunge, der Knoten in der Brust, das eingeschränkte Blickfeld könnten getrost noch ein paar Wochen bis zur Begutachtung warten, erklären Sie ihm, dass Sie auch bereit wären, sich so lange nackt ins Wartezimmer zu legen, bis er sie endlich rausrückt: die Überweisung an den Facharzt. Und noch etwas: Vermeiden Sie Krebsdiagnosen im Hochsommer. Schlimm genug, überhaupt in ein Krankenhaus zu müssen. Noch schlimmer, wenn sich das Ende des Lebens in der Ferienzeit anbahnt. Es ist ja nicht nur ungünstig, ausgerechnet dann in vollen Windeln zu liegen, wenn das Thermometer Rekordtemperaturen anzeigt; das ohnehin knappe Personal könnte urlaubsbedingt zudem derart überlastet sein, dass der Hausmeister Sie in Ihrem Bett zur Strahlentherapie schiebt, gemeinsam mit der Sekretärin vom Empfang. Gut, Sie könnten dabei einiges über die Ferienziele des Klinikpersonals erfahren. Aber Sie haben ja nur noch ein paar Wochen zu leben und deshalb eigentlich andere Probleme. Zum Beispiel die Sache mit dem Essen. Natürlich serviert man Ihnen schon wieder etwas, das Sie nicht runterbringen, weil die Krankheit Ihnen nicht nur ein deutlich vorgezogenes Verfallsdatum, sondern auch massive Schluckbeschwerden beschert. Und das, obwohl nicht mal die »Schwarzwaldklinik« so oft wiederholt wurde wie der Satz: »Würden Sie bitte das Essen püriert servieren.« Es mag daran liegen, dass er etwas weinerlich vorgetragen wurde, denn wegen der grauenhaften Diagnose und der Aussicht, sehr bald ohne Sie auskommen zu müssen, sind Ihre Angehörigen zu ziemlichen Heulsusen mutiert. In solch einer Verfassung Forderungen zu stellen ist, auch dies eine weitere Lektion, ähnlich beeindruckend wie der Widerstand Österreichs gegen den ›Anschluss‹ 1938. Ein Gespräch mit einer Psychoonkologin könnte da vielleicht tröstlich sein, und theoretisch hat so eine Station der potentiellen Löffelabgeber auch so jemanden im Angebot. Praktisch ist sie aber gerade im Urlaub. Oder auf Fortbildung. Oder krankgeschrieben. Und schon hat man seine Antwort auf die Frage, was es noch mal war, wofür sich das Weiterleben lohnt: Lange genug die Augen offen zu halten, um überprüfen zu können, ob sie tatsächlich existiert. Wäre ja schön, mal mit jemandem zu reden. Zumal Ärzte und Klinikpersonal im Umgang mit Patienten und Angehörigen kaum mehr Text haben als Buster Keaton. Bevor Sie Geiseln nehmen, damit Ihnen überhaupt mal jemand mehr als zwei Minuten Aufmerksamkeit schenkt, erfahren Sie hier auch, wie man sich als Patient Gehör verschafft, ohne auf den letzten Metern des Lebensweges noch straffällig zu werden. Wieso man niemals ohne Patienten-Beipackzettel – also Vorsorgevollmacht, Betreuungs- und Patientenverfügung – krank werden sollte. Weshalb die Organisation von Pflege, die den Namen verdient, in entscheidenden Teilen der Heroinbeschaffung ähnelt. Und schließlich wird auch noch das größte aller Geheimnisse aufgedeckt: was eigentlich am Kranksein so verdammt teuer sein soll, dass ausgerechnet Würde, Respekt, Fürsorge und Menschlichkeit schon totgespart werden müssen, bevor Sie selbst so weit sind. Sollten Sie demnächst ins Gras beißen müssen, werden Sie mit diesem Buch und seinen zwölf Überlebensregeln für das Sterben also optimal auf das vorbereitet sein, was Ihnen hierzulande als Patient blüht. Besser wäre natürlich, Sie nehmen es – noch bei bester Gesundheit – zum Anlass, einmal genauer hinzuschauen und vielleicht auch einmal deutlich zu werden, der Politik oder einfach nur Ihren Ärzten gegenüber. Solange Sie es noch können und man Ihnen zuhört …

Der Anfang vom Ende

»Was würdest du tun, wenn du nur noch sechs Monate zu leben hättest?«, habe ich sie gefragt. Wir hatten uns gerade eine DVD angeschaut: »Das Beste kommt zum Schluss«. Die Geschichte: Zwei ältere Männer (Jack Nicholson und Morgan Freeman), beide todkrank, erfüllen sich noch ein paar letzte Wünsche: Fallschirmspringen, einen Shelby Mustang fahren, die Pyramiden und das Taj Mahal sehen, auf Großwildjagd gehen, einem fremden Menschen etwas Gutes tun, so sehr lachen, bis man weint, das schönste Mädchen der Welt küssen. Was sie in Hollywood halt so machen, wenn der Krebs kommt. »Vielleicht noch einmal nach Sylt?«, sagt meine Mutter. Und dann: »Ich glaube, ich möchte nicht groß etwas ändern. Ich würde weiter ganz normal leben wollen.«

Was nach einem höchst bescheidenen Wunsch klingt, wird für uns bald unerreichbar sein. Wir wissen es noch nicht. Aber ich ahne, dass sich da etwas anbahnt, das unsere Welt auf den Kopf stellen könnte. Meine Mutter, die sonst immer gern und viel redete, die so begeisterungsfähig war, die so viele Pläne für Reisen, Essen, Theaterbesuche, Shopping-Trips machte, als hätten wir alle die Lebenserwartung von Galapagosschildkröten, ist in den letzten Wochen seltsam schweigsam geworden. Was vorher undenkbar schien, ist nun Alltag; sie hat meinem Vater nach und nach klaglos das Feld in der Küche überlassen, den Einkauf, das Kochen und auch die Wäsche. Es ist, als wäre sie von einem undurchdringlichen Panzer aus freundlicher Milde umgeben, an dem alles abzuprallen scheint. Meine sonst so lebhafte Mutter sitzt nun oft einfach nur da und lächelt. Ich weiß, es stimmt etwas nicht. Aber sie hat keine Schmerzen, nichts, was sie quält. Sie sagt, sie wäre bloß immer so müde und erschöpft. »Du musst einfach mehr Sport machen!«, hatte ich ihr geraten. Ohne Widerspruch – und auch das ist neu – absolviert sie nun zweimal pro Woche in einem Fitnesscenter eine Art Zirkeltraining. Doch sie fühlt sich nicht besser. Drei Mal geht sie deshalb zu ihrem Hausarzt. Mit »Bluthochdruck« und »Reizblase« bringt meine Mutter von diesen Besuchen gleich zwei Diagnosen mit nach Hause. Und Rezepte. Sie schluckt nun regelmäßig einige Tabletten. An ihrem Zustand ändert sich nichts. Bloß ein trockener, quälender Husten kommt noch dazu. Wir finden seine Ursache im Beipackzettel eines der Medikamente als Nebenwirkung beschrieben.

Wie so oft verabrede ich mich auch in dieser Zeit mit meiner Mutter in der City zum Essen. Als wir uns begrüßt haben, holt sie aus ihrer winzigen Umhängetasche ein großes Stück abgepackten Ziegenkäse. »Isst du doch so gern!«, sagt sie. Wir stehen an der Frankfurter Hauptwache, meine Mutter mit diesem Stück Ziegenkäse in der Hand, das sie zwischen Haustürschlüssel, Taschentuch, Lippenstift und Personalausweis aus einem Frankfurter Vorort mit in die Stadt gebracht hat. Alles bereitet ihr große Mühe. Kaum etwas interessiert sie noch. Sie achtet nicht mehr auf sich. Ihre Haare sind fettig. Ihr, die sonst so viel Freude an schöner Kleidung hatte, ist nun egal, was sie trägt. Meine Schwester und ich müssen sie in letzter Zeit sogar zum Duschen regelrecht überreden. Aber sie hat daran gedacht, dass ich gern Ziegenkäse esse und wie es mich freuen wird, wenn sie daran denkt. Sie kann ja nicht ahnen, dass mir dieses Bild »Mutter mit Ziegenkäse an der Frankfurter Hauptwache« mal das Herz brechen wird.

Als mich meine Mutter am folgenden Sonntag mit ihrem Auto zum S-Bahnhof fährt, hat sie offensichtlich Probleme, sich nach links zu orientieren. Mir fällt auf, wie oft sie in letzter Zeit nicht bemerkt, wenn ihre Brille links nicht richtig hinter dem Ohr sitzt oder ihre

Jacke über die linke Schulter rutscht. Mein Vater behauptet tapfer, alles sei wie immer. Als könnte er dem Alltag damit eine Nachspielzeit verschaffen. Doch ich finde die Symptome mittlerweile alarmierend. Am Montag rufe ich sofort ihren Hausarzt an. Äußere meinen Verdacht: Ein kleiner Schlaganfall vielleicht? Herr Doktor findet es rührend, wie ich mich um meine Mutter sorge. Er sagt es in einem Tonfall, aus dem man mühelos heraushört, wie übertrieben er diese Sorge findet. Trotzdem: Meine Mutter soll sofort vorbeikommen.

»Er hat mich zum Kardiologen überwiesen«, berichtet mir meine Mutter später am Telefon mit dieser merkwürdig schwachen und krächzenden Stimme, mit der sie jetzt spricht. Ich bin kein Medizinexperte. Aber wozu ein Herzspezialist, wenn da etwas ist, was die Persönlichkeit offenbar so massiv verändert? Auch eine Überweisung zum Neurologen hat ihr der Hausarzt gegeben. Der Kardiologe ist auf den kommenden Montag terminiert, der Neurologe in zehn Tagen. Am Nachmittag habe ich die beste Freundin meiner Mutter am Telefon. Sie sagt, da stimme etwas nicht. Auch ihr ist aufgefallen, was längst nicht mehr zu übersehen ist: Meine Mutter ist eine andere. Ich fahre abends außerplanmäßig zu meinen Eltern. Morgen will ich den Arzt gemeinsam mit meiner Mutter aufsuchen. Ich werde darauf bestehen, dass da etwas sein muss, was ganz sicher nicht auf die lange Bank geschoben werden kann.

»Sie haben ja keinen Termin!«, stellt die Sprechstundenhilfe fest. Und: »Klar können Sie warten. Aber ich sage Ihnen gleich: Das bringt nichts. Herr Doktor ist völlig ausgebucht, und ich werde Sie bestimmt nicht dazwischenlassen. Nein, auch nicht, wenn Sie hier den ganzen Vormittag herumsitzen. Sie haben doch Ihre Überweisungen. Was wollen Sie denn noch?« Ja, was wollen wir eigentlich? Vielleicht ein bisschen mehr Respekt? Mehr Sorgfalt? Ein wenig mehr Kompetenz hätte allerdings auch schon gereicht. Zu den Dingen, die dieser Arzt nicht mal in Erwägung gezogen hat, zählt ja nicht nur der Umstand, dass wir Kunden sind und keine Bittsteller, sondern auch die Möglichkeit einer akuten neurologischen Störung. Bei meiner Mutter werden bald andere »eine ca. 7 bis 8 Zentimeter durchmessende Raumforderung mit perifokalem Ödem und Verlagerung der Mittellinie« feststellen. Kurz: einen Gehirntumor, der meine Mutter in wenigen Wochen umbringen wird.

Heute denke ich, wir hätten einfach schreien sollen. Ich hätte der Sprechstundenhilfe eine Szene machen können, wegen der sie heute noch mindestens zweimal wöchentlich zur Therapie muss. Aber ich lasse mich mit meiner lächelnden Mutter tatsächlich einfach wegschicken. Ich möchte zu gern glauben, dass es hier nicht um Leben und Tod geht. Dass dieser Arzt weiß, was er tut oder eben unterlässt. Und deshalb: Ja, ich gehöre auch zu den Umfallern, die Seiner Majestät, dem Arzt, keinesfalls Scherereien machen möchten. Die bloß nicht unangenehm auffallen wollen, die auch dann noch tapfer behaupten, dass der Kaiser super Kleider anhat, wenn der selbst schon schreit – »Hey, siehst du das nicht: Ich bin doch nackt!« Der einzige Trost: Ich bin nicht allein. Ganz Deutschland, das bestätigen regelmäßig die einschlägigen Umfragen, ist ein einig Volk von Weißkittelverehrern, allzeit bereit, etwaige Zweifel, es könnte sich bei Ärzten auch bloß um Menschen handeln, unter einem Container voller Vertrauensvorschüssen zu begraben. Vielleicht personifiziert der Arzt ja unseren ewigen Kindertraum von einem höheren Wesen, das uns, mächtig und über jeden Zweifel erhaben, an die Hand nimmt? Möglicherweise ist es nur Selbstschutz, wenn wir jenen, die an den Schaltstellen unserer Gesundheit sitzen, blind folgen, weil uns kaum etwas anderes übrig bleibt. Vielleicht liegt es an vertrauensbildenden Maßnahmen wie »Dr. House«, an »Emergency Room« und ›Dr. Brinkmann‹. Jedenfalls nehmen im Gesundheitswesen Tätige regelmäßig gemeinsam mit Feuerwehrmännern und Piloten Spitzenplätze beim Image-Ranking ein. Womit wir schon beim ersten großen Fehler sind, den man als Kranker machen kann: seinen Arzt auf ein Podest zu stellen. Denn auf das ärztliche Urteil, auch das bestätigen Studien, ist oft kaum mehr Verlass als auf Kim Jong-un. »15 Prozent aller Befunde in Praxen und Kliniken sind schlicht und ergreifend falsch«, schreibt der *Spiegel*.[1] Und dass sich zwischen September 2009 und Oktober 2010 mehr als 2000 Patienten bei der unabhängigen Gutachterkommission der Ärztekammer Nordrhein beschwert hätten, weil sie sich schlecht behandelt fühlten. Gutachter haben die Vorwürfe überprüft und erstmals die Gründe für die Beschwerdelawine analysiert: Den Ärzten waren die meisten Fehler gar nicht bei der Therapie passiert (25 Prozent), sondern bei der Diagnose (39 Prozent). Die Dunkelziffer der Unzufriedenen und falsch Behandelten dürfte allerdings höher liegen. Auch weil manche Ärzte sich in einer ähnlichen mentalen Lage befinden wie ein von einem elterlichen Fanclub großgezogener achtjähriger Sonnenkönig, den man nicht mal in Sichtweite des gefährlichen Verdachts kommen lässt, er könnte etwas tun, das nicht geradezu genial ist. Eine Annahme, die – mea culpa – allerdings auch von den Patienten selbst befeuert wird.

So gern man hierzulande sein Mütchen an Menschen kühlt, die ziemlich sicher nicht zurückbeißen dürfen – wie etwa Kellner, Putzfrauen, Verkäuferinnen –, so kollektiv kneift man vor der Autoritätsperson in Weiß. Wir sind die Schafe, von denen Arthur Schopenhauer schreibt, sie würden dem Leithammel nachgehen, wohin er auch führt, weil es ihnen leichter sei »zu sterben als zu denken«. Kaum jemand beschwert sich direkt oder gibt zumindest eine Rückmeldung. Sind sie nicht zufrieden, wechseln Patienten lieber den Arzt, ohne den Kompetenzvortäuscher darüber zu informieren, welch kapitalen Bock er geschossen hat. So entgehen gerade denjenigen, die es besonders nötig hätten, auf ein paar gravierende Unterschiede zwischen ihnen und dem Allmächtigen hingewiesen zu werden, einige für den Patienten bisweilen lebenswichtige Lektionen in Fehlbarkeit. Das Patientennomadentum und Ärzte-Hopping verursacht aber nicht nur persönliche Dramen, sondern auch Kosten. Der Arztreport der Krankenkasse BARMER GEK zählt vor, dass jeder zehnte Deutsche im Jahr zu mehr als sechs Ärzten geht und rund ein Prozent der Patienten sogar mehr als zehn Ärzte pro Jahr aufsuchen.[2] Sicher sind darunter einige, denen es wahnsinnig viel Freude bereitet, in überfüllten Wartezimmern darauf zu hoffen, in diesem Leben noch einmal einen Behandlungsraum von innen zu sehen. Die Mehrheit aber dürfte einfach nur auf der Suche nach dem Arzt ihres Vertrauens sein.

Allein die Diagnose meines doppelten Bandscheibenvorfalls etwa hat drei Orthopäden und eine – privat zu zahlende – völlig nutzlose Schiene zur Stabilisierung des intakten Handgelenks verschlissen, bis der letzte Facharzt tatsächlich die Ursache für die Taubheitsgefühle in beiden Händen fand. Einen Frauenarzt habe ich gewechselt, weil der mich bei meinen Besuchen dauernd nach Krankheiten fragte, die ich gar nicht gehabt hatte: ›Was macht Ihr Scheidenpilz? Alles wieder gut?‹ Jeder kennt solche Geschichten – wie sie auch eine Freundin erlebte. Sie besuchte die Vertretung ihrer Hausärztin, nachdem sie sich schon zwei Wochen sehr schlecht gefühlt hatte. Der Allgemeinmediziner ließ sich die Symptome schildern, schaute sie an und meinte, sie habe gar nichts. Als sie darauf bestand, sich wirklich krank zu fühlen, bot er ihr – leicht entnervt – ein Antibiotikum an. Das lehnte sie ab. Begründung: Ohne Befund, einfach so ins Blaue hinein, wollte sie keine Medikamente nehmen. Als es ihr immer schlechter ging und ihre Hausärztin schließlich aus den Ferien zurück war, stellte die Medizinerin Pfeiffersches Drüsenfieber fest. Meine Freundin hat weder den ersten Arzt angerufen noch ihm eine Mail geschickt, um ihm eine seinen Fähigkeiten angemessene berufliche Alternative vorzuschlagen. Dabei kann man noch froh sein, wenn man ›bloß‹ in einem Bereich kränkelt, der nicht das Leben kostet. Meine Tante litt lange unter Rückenschmerzen. Ihr Hausarzt, den sie deshalb mehrfach aufsuchte, sah keinen Anlass, sie zu einem Facharzt zu überweisen. Stattdessen erklärte er ihr, der Vollzeithausfrau, wie man den Staubsauger richtig bedient, damit der Rücken nicht belastet wird. Ihr Brustkrebs nutzte dankbar die so gewonnene Zeit, um weiterhin in ihre Wirbelsäule zu metastasieren. Meine Tante starb ein Jahr später mit prima Staubsaugerkenntnissen.

Beim großen Mediziner-Glücksrad hat eigentlich jeder schon mal eine mehr oder weniger große Niete im weißen Kittel gezogen. Je älter man wird, umso mehr fallen diese Erlebnisse ins Gewicht. Spätestens nach dem vierzigsten Geburtstag erlebt man, wie das Unterhaltungsprogramm im Freundeskreis zunehmend von Gruselgeschichten bestritten wird, in denen Fehldiagnosen die Hauptrolle spielen. »Meine Ärztin hat mir gerade geschwollene Mandeln bescheinigt«, sagt eine Freundin. »Meinen Einwand, dass die schon 1981 entfernt wurden, hat sie sportlich weggesteckt.« Sicher verdankt sich ein Teil dieser Horrorszenarien dem Umstand, dass der Mensch lieber den Zaun als die Löcher darin sieht und bisweilen eine bizarre Freude an »Wer-weiß-noch-was-Schlimmeres«-Wettbewerben empfindet. Irgendwann aber wirft sich ja dann doch immer ein Ärzte-Ehrenretter in die Brust und meint, also er könne überhaupt nicht klagen. Und dass auf jeden schlechten Arzt ganz sicher ungleich viel mehr gute kommen. Das sei, erklärte mir jüngst jemand, wie in diesem Coca-Cola-Spot: alles eine Frage der Perspektive. In dem Spot heißt es hoffnungsfroh: »Auf jeden produzierten Panzer kommen 131.000 produzierte Kuscheltiere, auf jede Mauer auf der Welt kommen 200.000 ›Willkommen‹-Fußmatten, und während ein Wissenschaftler eine neue Waffe entwickelt, backen eine Million Mütter einen Schokoladenkuchen.« Soll man es also tröstlich finden, wenn auf jeden nicht erkannten Krebs 34.967 richtig diagnostizierte Nasennebenhöhlen-Entzündungen kommen? Und hat jemand, dessen Mutter gerade nicht in der Küche einen Schokoladenkuchen backt, sondern der vielleicht gerade beim Spielen durch eine Landmine beide Beine verloren hat, einfach nicht die richtige Perspektive? Diese Art von Milchmädchenrechnungen mag funktionieren, solange man sich auch medizinisch auf der Fußmattenkuscheltierschokoladenkuchen-Seite des Lebens befindet. Bis man eines Tages in jenem Drittel der Männer mit Prostatakarzinom landet, die eine falsche Therapie erhalten, weil der Arzt eine ganz einfache Anamnesefrage nicht gestellt hat.

Nein, ich bin nicht der Meinung, dass Ärzte Übermenschen sein sollten und keine Fehler machen dürfen. Aber ich finde, ein guter Arzt müsste die Möglichkeit eines Fehlers immer schon mitdenken. Seine Handlungen sollten von einem gesunden Misstrauen gegen sich selbst begleitet sein und hätten damit ein vielleicht lebensrettendes Korrektiv. Eine Idee, der sich das Internetportal www.jeder-fehler-zaehlt.de verdankt. Betrieben wird das Portal für Hausarztpraxen vom Institut für Allgemeinmedizin der Frankfurter Goethe-Universität. Es folgt dem schönen Grundgedanken: »Man muss nicht alle Fehler erst selbst gemacht haben, um aus ihnen lernen zu können. Berichten ist sinnvoll, vor allem, wenn es zu einer konstruktiven Reaktion führt.« Ärzte, vor allem Allgemeinmediziner, können auf dieser Seite anonym ihre Fehler und »kritische Ereignisse« aus der Praxis schildern. Diese werden dann analysiert, ausgewertet und auch kommentiert. Auf diese Weise will man »Erkenntnisse über Fehlerarten, -häufigkeiten und ihre Ursachen« gewinnen. Ein besonderes Augenmerk soll dabei auf Fehler verursachende Bedingungen gerichtet werden, woraus sich wiederum Hinweise zur Fehlervermeidung ergeben. Auf der Seite heißt es weiter: »In Deutschland sind damit die Hausärzte die erste Fachgruppe, die über ein bundesweites Fehlerberichtssystem zur Verbesserung der Patientensicherheit verfügt.«

Immerhin: ein Anfang. Auch wenn ein entscheidender Fehler unter den mittlerweile mehr als 700 gemeldeten Ereignissen nicht zu finden ist: dass man ausgerechnet dort, wo es um Leben und Tod gehen kann, keinesfalls von Kategorien wie »Pech« und »Glück« abhängig sein sollte. Von denselben Schicksalsmächten also, denen wir auch verregnete Sommer, abstehende Ohren oder unglückliche Ehen verdanken. Es darf nicht sein, dass man – bloß weil der Kosmos einen schlechten Tag hat – an eine austrainierte Niete gerät, die einen Krebs selbst dann nicht erkennt, wenn er ihr auf den Kopf fällt. Entschuldigungsverweigerer, die es mit Elton John halten: »Sorry seems to be the hardest word.« Zu groß ist offenbar die Panik, dass, wer Verantwortung übernimmt, auch zur Verantwortung gezogen werden könnte.

Kein Wort des Bedauerns auch von dem Orthopäden, den der 66-jährige Wolfgang G. nach einem Sturz mit blutender Hand aufsuchte. Der Facharzt stellte einen Haarriss fest und schiente die linke Hand bis zum Ellenbogen. Wolfgang G. tritt kurz danach mit seiner Frau eine Kreuzfahrt an. Schon bald wird die Hand blau. Der Schiffsarzt schneidet den Verband auf und findet darunter üble Gerüche vom schon verfaulenden Fleisch. Offenbar hatte niemand an das Notwendigste gedacht: die Wunde zu säubern. Das wird nun nachgeholt. Wolfgang G. trägt die Schiene die nächsten drei Wochen nur noch bei Ausflügen. Wieder daheim, will der behandelnde Orthopäde sich nicht mehr an seine Diagnose erinnern. Nun heißt es, Wolfgang G. habe eine Arthrose.

Ein »Es tut mir wirklich leid!« hätte da nicht nur gezeigt, dass man den Patienten nicht für einen kompletten Vollidioten hält, der Dinge hört, die angeblich niemals gesagt wurden, der Schmerzen hat, die er nicht haben darf. Mit einer Entschuldigung demonstriert man seine Bereitschaft, dazuzulernen. Man gibt dem Patienten Zuversicht, dass mit dem nächsten etwas sorgsamer umgegangen wird. Der Lernbedarf scheint groß zu sein. 5 Prozent der routinemäßigen Autopsien offenbaren, so schreibt *Der Spiegel*, dass dem Tod eine Fehldiagnose vorausgegangen war. »Für Deutschland und andere westliche Länder fehlen Zahlen, aber allein in US-Kliniken sterben jedes Jahr schätzungsweise 80.000 Menschen nach Pannen bei der Diagnose.«[3].

Welche Einzelfälle hinter diesen Zahlen stehen, zeigt ein weiteres Kapitel aus der Krankenakte von Wolfgang G. Er hatte sechs Monate nach einer Hüftoperation unter starken Schmerzen gelitten. Erst in der operierten Hüfte, dann im Oberschenkel. Der behandelnde Knie- und Hüftspezialist konnte nichts Außergewöhnliches feststellen. Er verordnete Krankengymnastik, die jedoch nichts an den Schmerzen änderte. Der nächste Arzt verschrieb zehn Mal Akupunktur für 500 Euro. Der dritte Arzt ließ für 500 Euro ein MRT von Wirbelsäule und Hüfte erstellen und meinte darauf, eine spinale Einengung im Lendenwirbel zu erkennen. Arzt Nummer vier fand, das sei doch jetzt eine prima Gelegenheit für den Jahres-Check-up – Kosten 600 Euro –, und verkündete, der Patient sei kerngesund. Als der kerngesunde Patient dann auch noch anfing stark zu husten, kam der fünfte Arzt zum Zuge. Der fand sie endlich, die Lungenembolie. Da war ein Viertel des einen Lungenflügels schon abgestorben. Leider gehört Wolfgang G. nicht allein gleich neben Carlo Little (der damals den Einstieg bei den Rolling Stones verpasste) in die Top-Ten der größten Pechvögel aller Zeiten. Es gibt unendlich viele Menschen da draußen, die Ähnliches erleben, wie auch eine 47-Jährige aus Norddeutschland. Ihr wurden Zäpfchen sowie Salben verordnet, weil sie aus dem Anus blutete. »Obwohl die Blutungen wochenlang anhielten, obwohl die Patientin sich achtmal vorstellte, hielt es die Ärztin nicht für nötig, den Enddarm der Gepeinigten mit dem Finger zu inspizieren. Das tat dann Monate später ein Urologe – und ertastete sofort ein Krebsgeschwür.«[4]

Fehlleistungen, für die es eine Vielzahl möglicher Gründe gibt. Einer, der auch auf der Website jeder-fehler-zaehlt.de besonders häufig auftaucht: die Hektik in den Praxen. Zeitmangel verstärkt zwangsläufig die Kommunikationsprobleme und damit die Fehlerquote. Die Anamnese – also das Patientengespräch – ist in den letzten zwanzig Jahren auf ein Fünftel der Zeit geschrumpft, die es vordem einnahm. Exakt 103 Sekunden lang lassen Ärzte ihre Patienten durchschnittlich während einer Sprechstunde reden. Es spricht in erster Linie der Arzt[5], als wäre es sein Körper, über den da verhandelt wird, seine Symptome, seine Gesundheit. So spart man Zeit und riskiert Irrtümer. Daneben gibt es allerdings noch einige andere beträchtliche Risikofaktoren aus dem Bereich der sogenannten ›Human Factors‹:

1. **Hoffnung auf einen guten Ausgang**
   Ärzte diagnostizieren demnach unbewusst eher Krankheiten, die erfolgreich zu behandeln sind.

2. **Häufung**
   Kam in letzter Zeit eine Krankheit – beispielsweise Grippe – besonders häufig in der Praxis vor, erhöht das die Wahrscheinlichkeit weiterer, gleicher Diagnosen ebenso wie die Gefahr, dass Krankheiten – nur weil sie sehr viel seltener vorkommen – übersehen werden.

3. **Wahrscheinlichkeit**
   Obwohl Patienten durchaus verschiedene Krankheiten gleichzeitig haben können, legen Ärzte sich auf die Diagnose fest, die statistisch am häufigsten vorkommt.

4. **Selbstüberschätzung**
   Ärzte machen keine Fehler, und je mehr sie davon ausgehen, dass das so ist, umso eher neigen sie dazu, ihre Diagnosen nicht in Frage zu stellen.

5. **Versunkene Kosten**

›Sunk costs‹ ist ein Phänomen, das man auch in der Wirtschaft oder in Partnerschaften häufig antrifft: Je mehr in eine Sache – also auch in eine Diagnose – schon investiert wurde, je mehr Einsatz also bereits ›versenkt‹ wurde, desto geringer die Bereitschaft, eine andere Richtung einzuschlagen oder ein einmal gefasstes Urteil zu revidieren, weil man nur die Verluste der bereits getätigten Investitionen sieht und nicht den Gewinn einer Kursänderung.

6. **Ankereffekt**

Der erste Eindruck dominiert alle weiteren – die Wahrnehmung geht sozusagen schon sehr früh bei einer Annahme vor Anker –, und in der Folge werden Symptome, die anderes vermuten lassen, ignoriert.

Zwei Tage nachdem wir von dem Hausarzt quasi vor die Tür gesetzt worden sind, kehrt meine Mutter von einem Zahnarztbesuch in der Stadt nicht mehr zurück. Selbst mein Vater macht sich nun Sorgen. Während ich noch auf der Frankfurter Zeil nach ihr suche, verzweifelt genug, um zu hoffen, sie zwischen Tausenden von Menschen auf einer von Deutschlands belebtesten Einkaufsstraßen zu entdecken, ruft mich meine Schwester an. Zwei Frauen haben unsere Mutter in einem Frankfurter Stadtteil weit abseits ihres eigentlichen Weges völlig entkräftet und leicht verwirrt aufgefunden. Sie liegt in der Notaufnahme eines Krankenhauses. Eine Viertelstunde später bin ich bei ihr. Sie erzählt mir völlig aufgelöst, wie sie erst die falsche S-Bahn genommen habe und dann irgendwie in diesen ihr fremden Stadtteil geraten sei, an diesem extrem heißen Tag. »Ich dachte, ich muss nur laufen, laufen – bis ich etwas finde, was mir bekannt vorkommt.« Und sie lief und lief, bei weit über dreißig Grad. Aber es gab nichts Bekanntes mehr. Es ist schlimm. Es ist gut. Wir befinden uns in dieser Klinik offenbar auf der Fußmattenkuscheltierschokoladenkuchen-

Seite des deutschen Gesundheitssystems. Die Ärztin hört genau zu, als ich ihr von meinen Mutter-Beobachtungen erzähle. Sie ordnet sofort verschiedene Tests an und nimmt meine Mutter erst einmal stationär auf. Als Erstes wird ein Diabetes diagnostiziert. Jetzt soll meine Mutter in der Klinik auf eine für sie optimale Insulin-Dosis eingestellt werden. Wegen der Symptome, die ich der Ärztin geschildert habe, ist für die kommenden Tage endlich auch ein MRT geplant. Es ist Freitag. Samstag, Sonntag und Montag sind mein Vater, meine Schwester und ich unendlich erleichtert darüber, meine Mutter in den Händen einer Ärztin zu wissen, die mit ihrer Aufmerksamkeit, ihrem Interesse und ihrer Umsicht unser medizinisches Karma wieder ins Lot bringt. Meine Schwester und ich lesen uns im Internet in das Thema Diabetes ein. Schaffen Diabetiker-Kochbücher, Zeitschriften und Unterhaltungselektronik ins Krankenhaus und, wegen der schnarchenden Bettnachbarin, den Porsche unter den Ohrstöpseln. Meine Mutter – sonst immer leicht aus der Fassung zu bringen und schnell den Tränen nahe – bleibt auch hier ungewöhnlich heiter. Am Dienstag ruft mich die Stationsärztin im Büro an. »Wir haben bei Ihrer Mutter einen Tumor im Kopf entdeckt. Er ist schon sehr groß. Könnten Sie gleich kommen? Wir haben es ihr gerade gesagt.«

Altsein kann töten

Ob meine Mutter, wäre sie jünger gewesen, mit ihren Symptomen nicht sofort in die Neurologie überwiesen worden wäre? Wer weiß das schon. Sicher ist: Je älter man wird, umso mehr rückt man in den toten Winkel unseres Gesundheitssystems. Könnte man es sich aussuchen, müsste man eigentlich sagen: »Ich möchte meinen Krebs bitte vor der Rente! Das ist einfach gesünder.« Was damit gemeint ist, dokumentiert die Wissenschaftsjournalistin Ursula Biermann eindrucksvoll mit folgendem Witz: »Eine alte Frau geht zum Arzt. Das rechte Knie tut ihr sehr weh. Der Arzt untersucht sie, kann die Ursache für den Schmerz aber nicht finden. Schließlich sagt er: ›Liebe Frau, das liegt am Alter.‹ Da entgegnet ihm die Frau: ›Das glaube ich Ihnen gern, nur mein anderes Knie ist genauso alt. Dem fehlt aber nichts.‹«[6] Meint: Wer über 50 ist und zum Arzt geht, hat nicht nur mit seiner Krankheit, sondern auch mit Vorurteilen zu kämpfen: dass er ja sowieso schon ganz vorn auf der Todesliste steht, sich also nicht so anstellen soll, wenn es ein wenig flotter geht. Dass es ihm eindeutig an Einsicht in die natürliche Begrenztheit der menschlichen Lebenszeit fehlt. Und dass er nicht mehr ganz bei Trost ist, wenn er sich für das bisschen Restleben noch ein größeres medizinisches Engagement erwartet, das doch in Jüngere sehr viel besser investiert ist. Entsprechend wird man behandelt. Wie entwürdigend das bisweilen sein kann, hat Ursula Biermann am eigenen Leib erfahren. Als sie zu einer Darmspiegelung in eine Freiburger Klinik einbestellt wird, gibt sie am Empfang zunächst ihre Überweisung ab, geht in den Untersuchungsraum und wird dort von einem »ziemlich jungen Pfleger«

aufgefordert, sich »unten frei zu machen«.[7] Halbnackt auf ihrem Stuhl hält sie ihre Handtasche auf dem Schoß, um ihre Blöße zu bedecken. Während sie noch dort sitzt, stürmt der Pfleger erneut in das Zimmer, fragt nach den Überweisungspapieren und hört gar nicht hin, als Ursula Biermann ihm sagt, die habe sie doch längst schon abgegeben. Er tritt an ihren Stuhl, »öffnete die Tasche auf meinem Schoß und suchte in den einzelnen Fächern nach den Papieren. Ich habe eine große Tasche, in der ich auch DIN-A4-Unterlagen transportieren kann.«[8] Der Pfleger wühlt also eine geraume Zeit in ihrer Intimsphäre herum. Eine Erfahrung, die die Journalistin zum Anlass für weitere Recherchen nimmt, aus denen mehrere Beiträge für das Fernsehen und ein Buch entstehen. Darin kommt auch Prof. Dr. Cornelia Kricheldorff, Professorin für Angewandte Soziale Gerontologie an der katholischen Fachhochschule Freiburg, zu Wort. Sie verfolgt sehr aufmerksam, wie es von verschiedenen Seiten immer wieder Vorstöße gibt, alten Menschen wichtige Leistungen zu verweigern. »Solche Vorstöße stehen für eine Haltung, die in manchen Kreisen der Bevölkerung durchaus auch Rückhalt findet.«[9] Bis hin zu Fragen wie: Lohnt sich das? Müssen Alte denn überhaupt noch so intensiv ärztlich betreut werden wie Jüngere? Und auch in privaten Gesprächen hört man immer wieder: Wozu eine neue Hüfte für jemanden, der damit sowieso nur bis zum Altencafé der Arbeiterwohlfahrt geht oder an der Supermarktkasse alle mit der Suche nach dem absolut perfekt passenden Münzgeld aufhält? Also für Menschen, die ein so schlechtes Timing haben, dass sie nicht wissen, wann es Zeit ist zu gehen. In Kinder, ja da ist man gerade noch bereit zu investieren. (Obwohl dort mittlerweile auch der vermeintliche ›Sparzwang‹ regiert. Seit April 2012 wird in der Kinderchirurgie kein präoperativer Krankenhaustag mehr vergütet. Stattdessen sollen die kleinen Patienten – auch Säuglinge – erst am Morgen der Operation nüchtern im Krankenhaus anreisen, dort umgehend auf ihren Eingriff vorbereitet und anschließend operiert werden.[10]) Aber ältere Menschen gelten als unwirtschaftlich. Bei ihnen glaubt sich die Gesellschaft noch am ehesten eine Entsolidarisierung leisten zu können. Mit was soll der Senior auch drohen? Dass er seine Rente demnächst auf Nummernkonten auf den Caiman-Inseln bunkern wird?

Unterstellt wird stets, dass es die Alten sind, die die Kassen und damit unser aller Budget belasten. So erfolgreich wie die Politik Mütter und kinderlose Frauen gegeneinander in Position gebracht hat, um von den legitimen Ansprüchen auf Kinderbetreuung und Frauenförderung abzulenken, so erfolgreich hat man den Älteren die Verantwortung für die Kostenexplosion im Gesundheitswesen in die orthopädischen Schuhe geschoben. In der Hundedressur nennt man es ›Hetzmaterial‹, was da Jüngeren so großzügig und erfolgreich zum kräftigen Zubeißen angeboten wird: dass man sich etwa an künstlichen Hüften gesundsparen könnte, dass wir dem Alzheimerpatienten den drohenden Kollaps des Gesundheitssystems verdanken und wir ohne all die Rentner, die glauben, sie hätten mit über 70 noch den Anspruch auf Lebensqualität, sehr viel besser dran wären. Wahr ist: In den USA und in den meisten anderen entwickelten Ländern liegt das versicherungsmathematisch beste Alter im siebten Lebensjahr.

»Nachdem man sieben Jahre alt geworden ist, verdoppelt sich das Sterberisiko alle acht Jahre«, so der Wissenschaftsautor David Shields.[11] Meint: Was Kosten in die Höhe treibt, ist nicht das Alter, sondern das Sterben. »Jeder Mensch verursacht den Löwenanteil der Gesundheitskosten im Laufe seines ganzen Lebens fast immer im letzten Jahr vor seinem Tod«, schreibt der Frankfurter Chirurg, Autor und engagierte Verfechter einer »Medizin mit menschlichem Gesicht« Dr. Bernd Hontschik. Und: »Es ist dabei nicht nur völlig gleichgültig, ob man mit 40 oder mit 80 Jahren stirbt, sondern es ist sogar umgekehrt: Je jünger man zum Zeitpunkt seines Todes ist, desto intensiver sind die medizinischen Anstrengungen, umso höher also auch die Kosten. Und wie wir wissen, stirbt der Mensch nur einmal.«[12] Man müsste schon das Sterben an sich abschaffen, um – nach der Logik der Lebensberechner – Geld zu sparen. Trotzdem werden die Älteren in den Arztpraxen behandelt, als würden sie das von den Kassen so sorgsam gehortete Geld praktisch vor den Augen der jüngeren Generation verbrennen. So ergab eine Studie von Wissenschaftlern des University College London,[13] dass ältere Patienten unter anderem deutlich häufiger gebeten wurden, zu einem anderen Zeitpunkt wiederzukommen. Auch der Altenbericht der Bundesregierung listet eine ganze Reihe von Fehlentwicklungen bei der medizinischen Versorgung älterer Menschen auf. In Vergleichsstudien zwischen jüngeren und älteren Patienten mit Todesursachen wie zum Beispiel Krebserkrankungen und Erkrankungen des Herz-Kreislaufs-Systems entdeckt der Bericht »altersdiskriminierende Muster«. Dabei sei aufgefallen, dass Patienten im Alter von mindestens 65 Jahren mit Herzinfarkt »eine weniger kostenintensive Behandlung« als jüngere erhielten und »ein Maximum ärztlicher Bemühungen im mittleren Alter zu beobachten [war], während bei den über 90-Jährigen durchgehend die wenigsten Leistungen erbracht wurden«, wenn sie an Symptomen wie akutem Oberbauchschmerz, einem schwachen Herzen oder Gefäßerkrankungen litten.[14]

Trotz des Grundsatzes der Krankenkassen »Reha vor Pflege« werde älteren Patienten immer seltener eine Reha-Kur zugestanden, weshalb die Betroffenen oft viel zu früh in Dauerpflege müssen und damit erheblich höhere Kosten im Gesundheitssystem verursachen. Die Ärzte würden sich bei der Bewilligung einer Reha immer noch zu häufig an den Kosten und nicht am Nutzen der Reha orientieren, so der Vorwurf im Altenbericht. Dafür gibt es Pillen satt.

Jedem fünften Patienten im Alter über 70 Jahre würden durchschnittlich 13 Wirkstoffe oder mehr parallel verschrieben, oft ohne ausreichende Abstimmung und Koordination. Denn bei den Medizinern seien die »Kenntnisse über Wechselwirkungen und unerwünschte Nebenwirkungen häufig mangelhaft«, sodass den Patienten – trotz des mit dem Alter und der Anzahl der Medikamente wachsenden Risikos der Unverträglichkeiten – oft ein regelrechter Arzneimittel-Cocktail verschrieben wird.

Ein 80 Jahre alter Patient nimmt so im Jahr durchschnittlich 1.343 Tagesdosen verschiedener Medikamente zu sich, heißt es in dem Altenbericht. Nein, da ist mir nicht etwa eine Zahl dazwischengerutscht – da steht tatsächlich 1.343. Das ist nicht nur teuer, das ist auch überflüssig, gefährlich und oft einfach ein Zeichen von Gleichgültigkeit. In einem Arzneimittelbericht für die Krankenkasse BARMER GEK, für den Patientendaten der rund neun Millionen Versicherten der Kasse und deren Arzneimittelausgaben von rund vier Milliarden Euro ausgewertet wurden, kommt man außerdem zu dem Schluss, dass etwa Demenzkranke zu häufig mit Pillen ruhiggestellt würden. Die sogenannten Neuroleptika, die eigentlich der Behandlung von Psychosen dienen, würden »mehr und mehr in Bereichen eingesetzt, wo sie nicht indiziert sind«. Etwa jeder dritte Demenzkranke bekäme Neuroleptika, obwohl damit das Risiko eines vorzeitigen Todes steige.[15] Als Hintergrund wird Personalmangel vermutet. Gäbe es eine bessere Pflege, könnte die Medikamentengabe um 20 bis 30 Prozent verringert werden. Es handele sich um eine »Entwicklung, die mit einer Menschenwürde und einer vernünftigen Patientenversorgung nicht in Verbindung zu bringen ist«. Ebenso heikel, so die Autoren des Altenberichts: die psychotherapeutische Versorgung von Senioren. Psychische Probleme wie Altersdepressionen und Demenz werden von den Medizinern häufig als normale Begleiterscheinungen des Alterns betrachtet und weitgehend ignoriert. Bereits ab einem Alter von 60 Jahren habe höchstens die Hälfte der Patienten die notwendigen psychologischen Behandlungen verordnet bekommen, und bei den über 70-Jährigen gebe es in diesem Bereich »ein deutliches Versorgungsdefizit«.

Auch meine Schwiegermutter ist ein Opfer des ›altersbedingten Versorgungsdefizits‹ geworden, der verbreiteten Annahme, dass ältere Menschen ohnehin viel zu viel jammern. Wegen eines komplizierten Beinbruchs sollte sie die Zeit zwischen Krankenhausaufenthalt und Reha in einer Einrichtung für Kurzzeitpflege überbrücken. Schon nachmittags hatte sie beim Besuch ihrer Söhne über starke Bauchschmerzen geklagt. Später beim abendlichen Telefonat erzählte sie, der für das Heim zuständige Arzt habe ihr nun Schmerzmittel gegeben. Uns Angehörige hat das beruhigt. Wir haben nicht weiter nachgefragt. Uns nicht nach der Diagnose erkundigt, nicht nach dem Medikament. Nicht mal nach dem Namen des Arztes. Ein Fehler. Nachts waren dann die Schmerzen offenbar immer schlimmer geworden. Meine Schwiegermutter klingelte – so das Protokoll jener Nacht – mehrmals nach der Schwester. Über etwaige Maßnahmen ist nichts bekannt. Als am Morgen die nächste Schicht die Pflege übernehmen wollte und in das Zimmer meiner Schwiegermutter kam, war sie kaum noch ansprechbar. Sie wurde noch in die Notaufnahme gebracht, wo sie dann starb. Woran? Das konnte die zuständige Ärztin den drei Söhnen nicht erklären. Der Sterbeprozess sei schon zu weit fortgeschritten gewesen, um Rückschlüsse auf die Ursache ziehen zu können. Eine Obduktion hätte möglicherweise zur Aufklärung beigetragen. Aber das wollten die Söhne ihrer Mutter – die in ihrem Leben einige große Operationen hat über sich ergehen lassen müssen – nicht antun. Am Tod meiner Schwiegermutter hätte jetzt auch keine komplizierte Ursachenforschung mehr etwas geändert. Sie hatte einen Brustkrebs überlebt und eine komplizierte Herzoperation, um dann an einem Beinbruch zu sterben. Wäre sie nicht in diesem Pflegeheim gewesen, hätten der Arzt und die Nachtschicht ihre Beschwerden ernst genommen und nicht als alterstypische Übertreibung missverstanden, wer weiß, ob wir nicht immer noch sonntags bei Inge und ihrem gedeckten Apfelkuchen sitzen würden.

Buddhismus jedenfalls scheint keine unter Medizinern und auch Pflegekräften sehr verbreitete Glaubensrichtung zu sein, sonst müsste die Furcht, als Flechte wiedergeboren zu werden, zu deutlich besserer Behandlung führen. Das gilt auch für das, was Frau A. schildert. Ihre 81-jährige Mutter war schwer gestürzt. Schon der Notarzt hatte einen Bruch von Elle und Speiche festgestellt, außerdem eine Rückenverletzung. »Alles mit sehr starken Schmerzen verbunden«, so die Tochter. Um 20 Uhr wird die alte Frau in die Notfallaufnahme einer Klinik eingeliefert. Dort liegt sie zunächst stundenlang unversorgt im Flur, dann in einem Behandlungsraum. Der Tochter wird untersagt, ihrer Mutter in diesem Zimmer Gesellschaft zu leisten. Es ist schon nach Mitternacht, bis wenigstens der Bruch versorgt ist. Nun schickt man die alte Frau liegend und in einem, wie die Tochter sagt, »schlechten Allgemeinzustand« ohne eine Diagnose für die Rückenschmerzen nach Hause. Drei Tage später wird die Mutter erneut liegend für die Vorbereitung der Bruch-Operation in die Klinik transportiert. »Nach EKG und Narkosevorbereitung wollte man, dass wir nun wieder nach Hause fahren. Ich habe mich einfach geweigert, meine Mutter weiter zu quälen, und um stationäre Aufnahme gebeten.« Erst auf erneutes Drängen wird nun auch eine weitere Untersuchung durchgeführt und schließlich der Bruch eines Brustwirbels festgestellt. »Dauer der Aktion: sechseinhalb Stunden!«

Frau A. erzählt, wie nicht nur ihre Mutter, sondern auch andere alte Menschen allein in Betten auf den Fluren lagen »und fremde Menschen um Hilfe gebeten haben«. Nach der Operation und einer einwöchigen Nachsorge kommt die alte Dame mit einem »massiven Durchgangssyndrom«, aber ohne Brille nach Hause. Ein Durchgangssyndrom ist eine spezielle Form des Deliriums. Seine Symptome »treten bei (insbesondere älteren) Personen auf, die nicht genug Flüssigkeit zu sich nehmen und deren Homöostase daher aus dem Gleichgewicht geraten ist. Dieser Zustand wird hauptsächlich als Exsikkose bezeichnet, manchmal wird aber auch hier von einem

Durchgangssyndrom gesprochen«, so das Internet-Lexikon Wikipedia. Die Tochter erzählt: »Wir mussten zwanzig Stunden ununterbrochen Wache am Pflegebett halten, weil meine Mutter schlimmste Halluzinationen hatte und ihr Zimmer nicht mehr erkannte. Es bestand Selbstmordgefahr. Der Hausarzt sagte, dass meine Mutter in diesem Zustand niemals hätte entlassen werden dürfen.« Später wird sich die Klinik entschuldigen, nachdem die Tochter sie mit einem Brief auf ihre Versäumnisse aufmerksam gemacht hat. Auch die Brille findet sich wieder ein. Aber was wäre gewesen, wenn sich niemand beschwert, kein Angehöriger sich um die alte Frau gekümmert hätte? Wäre sie mit den Symptomen sofort in ein Pflegeheim überstellt, vielleicht mit starken Psychopharmaka behandelt worden? Hätte sie sich möglicherweise das Leben genommen?

Viel spricht dafür, dass es einem das Leben enorm verlängert, zwanzig Jahre jünger auszusehen, und man die Kosten für Lidstraffung und Botox-Behandlung ähnlich wie Sport oder gesunde Ernährung als lebensverlängernde Maßnahmen in Betracht ziehen sollte. Zumal wenn man weiß, welche Gedanken sich die »Deutsche Gesellschaft für Innere Medizin (DGIM)« bereits 2005 auf einem Kongress über die perfekte Zielgruppe für die nach ihrer Ansicht unvermeidliche Rationierung im Gesundheitswesen gemacht hat: »Bei der Bewertung des Alters ist sich […] die Mehrheit einig, dass sie im Zweifel jüngeren Patienten den Vorzug vor älteren geben würde, wobei es durchaus unterschiedliche Schwerpunkte gibt. Eine Gruppe ist bereit, für Kinder das 10- bis 20fache als für einen 80-Jährigen auszugeben. Eine andere Gruppe würde sich eher auf die 20- bis 30-Jährigen konzentrieren.«[16] »Wie alt ist denn Ihre Mutter?«, werden wir oft gefragt, wenn wir von der Diagnose erzählen. Nennen wir ihr Alter, spüren wir oft Erleichterung. Als sei ein Hirntumor so schlimm nicht mehr. Unsere Mutter wird in zwei Wochen 73 Jahre alt. In dem Alter schrieb Henri-Pierre Roche seinen Welterfolg »Jules und Jim«, Pablo Picasso ist bis zu seinem Tod im Alter von 92 Jahren unermüdlich tätig gewesen. Als Marc Chagall wenige Monate nach Vollendung seiner letzten Kirchenfenster für die St. Stephan-Kirche in Mainz starb, war er 97 Jahre alt. George Bernard Shaw schrieb die fünfteilige Menschheitsparabel »Zurück zu Methusalem« im neunten Lebensjahrzehnt. In seinem Nachwort stellte er fest: »Meine körperlichen Kräfte lassen mich im Stich [...] und dennoch hat mein Geist noch immer die Fähigkeit, sich weiterzuentwickeln, denn meine Neugierde ist lebhafter als je.«[17] Im Alter ist – mit Glück – doch noch alles da: die Gesundheit, die Neugier, die Lebenslust, die Liebe, das Wissen, die Erfahrung sowieso. Aber selbst wenn nicht, weshalb sollte man, bloß weil man über 60 ist, seine Nützlichkeit und Verwertbarkeit unter Beweis stellen müssen? Es existiert schlicht kein Grund, jetzt schon den Lebens-Klammergriff freiwillig zu lockern. Außer man gerät an einen Arzt und in ein medizinisches Umfeld, in dem Alter bloß ein Synonym für ›lästig‹ ist. Dann sollte man vielleicht einmal wieder über das Beten nachdenken.

Bloß nicht heulen

Der Bettnachbar meiner Mutter trägt beinahe den gleichen Nachnamen wie sie. Er ist genauso alt, und er lebt in derselben Gegend wie meine Eltern. Der Patient im Raum nebenan heißt Lenz. Das ist der Mädchenname meiner Mutter. Das kann kein Zufall sein. Ganz bestimmt handelt es sich um das, was Carl Gustav Jung ein ›synchronistisches Phänomen‹ nannte, also einen ›sinnvollen Zusammenfall‹. Ich sitze am Bett meiner Mutter auf der Intensivstation der neurologischen Spezialklinik, in die meine Mutter überwiesen wurde, und überlege, was das zu bedeuten hat. Vielleicht ist das hier wie die Buchstabenwand aus »Glücksrad« bloß ohne Buchstaben. Man muss die einzelnen Teile richtig zusammendenken, das Muster erkennen, um die verborgene Botschaft zu verstehen. Ist das Rätsel gelöst, bekommt man als Hauptgewinn das Leben, das wir hatten, bevor bei meiner Mutter ein Glioblastom IV diagnostiziert wurde. Das ganze Sterben ist ein Quiz. Weshalb meine Mutter? Warum ausgerechnet diese Krankheit? Und: Riechen wir vielleicht etwas streng unter den Achseln, weil die Ärzte uns bei ihrer Visite am Bett meiner Mutcr kcincsfalls dabcihaben wollen?

Ein CT hatte bei meiner Mutter vor zwei Wochen »rechtshemisphärisch« eine 7 bis 8 Zentimeter »durchmessende Raumforderung mit perifokalem Ödem und Verlagerung der Mittellinie« ergeben. So steht es im Medizinerdeutsch auf dem Befund. »Ein Hirntumor. Vermutlich ein Glioblastom«, hatte die nette Ärztin im ersten Krankenhaus mit Blick auf die Bilder gesagt. Nur ein Verdacht, meinte sie. Man müsse die Diagnose natürlich noch verifizieren. Vertiefen will man sie nicht. Meine Mutter würde ohnehin in eine Fachklinik überwiesen werden. Wir haben nun ein Google-fähiges Stichwort und finden im Internet selbst unsere schlimmsten Befürchtungen übertroffen: Müsste man sich je zwingend eine schlimme Krankheit aussuchen, wäre von einem Glioblastom dringend abzuraten. Als »Hirnkrebs« verharmloste die Bild-Zeitung diese absolut tödliche Diagnose, als Ted Kennedy daran starb. Dabei hätte man sogar noch einen deutlich größeren Verhandlungsspielraum, würde man einem Taliban im Sprenggürtel mit einem Abschiedsvideo in der Hand einen Koran-Witz erzählen. Meint – so ungefähr – auch die Weltgesundheitsorganisation. Nach ihren Vorgaben teilt man Tumore in vier Grade. Tumore der Grade I und II werden als gutartig betrachtet. Bei den Graden III und IV handelt es sich um bösartige Tumore. Ein Glioblastom wird mit dem Grad IV eingestuft. Es entsteht aus den Gliazellen, die das Stützgerüst für die Nervenzellen im Gehirn bilden. Es ist so eng mit den Gehirnzellen verwoben, dass man nie genau sagen kann, wo das Gute anfängt und das Böse aufhört. Deshalb lässt es sich nie vollständig entfernen. Man kann nur versuchen, die Tumormasse durch eine Operation so weit wie möglich zu reduzieren, um etwas mehr Lebenszeit zu gewinnen. Gegebenenfalls auch durch eine Bestrahlung und eine Chemotherapie. Trotzdem wächst ein Glioblastom sehr schnell weiter, beträgt die durchschnittliche Überlebenszeit bloß einige Monate, in den allermeisten Fällen deutlich unter einem Jahr. Laut Angaben der Deutschen Hirntumorhilfe erkranken in Deutschland jedes Jahr rund 6.000 Menschen daran. Meist sind die Betroffenen zwischen 45 und 70 Jahre alt, das durchschnittliche Alter bei Diagnosestellung beträgt 64 Jahre. Männer sind deutlich häufiger betroffen als Frauen. Wegen des raschen Wachstums entwickeln sich die Symptome – wie bei meiner Mutter – in relativ kurzer Zeit. Das können etwa ungewohnt starke Kopfschmerzen, Schwindel, Erbrechen, epileptische Anfälle, Sehstörungen, Lähmungen oder

Aphasien (Verlust kommunikativer Fähigkeiten) sein. Auch Persönlichkeitsveränderungen, wie wir sie bei meiner Mutter erleben, stehen im Symptom-Katalog, ebenso wie Apathie und die psychomotorische Verlangsamung, die meine Mutter wie eine dieser Wetterhäuschenfiguren fortlaufend in die Praxis ihres Hausarztes hinein und mit immer neuen Rezepten wieder hinaus geführt hatten. Das Netteste, was man über ein Glioblastom sagen kann: Anders als bei anderen Tumorarten steht diese hier nicht für Schuldzuweisungen zur Verfügung. Es gibt, bis auf ganz seltene Ausnahmen bei einer besonderen Form, keine Hinweise auf Erblichkeit, sodass man ausnahmsweise auch seine Eltern und ihre Gene nicht dafür verantwortlich machen kann und also nur das Schicksal bleibt, das man ohrfeigen könnte. Könnte meine Mutter jetzt noch etwas sagen, wäre es bestimmt: »Wir haben eben einfach kein Glück.«

Das sagte sie oft. Wenn sie mal wieder nichts im Lotto gewonnen hatte. Als drei ihrer vier Schwestern starben. Wenn es im Urlaub regnete. Als mein Bruder und seine Frau ins Ausland umzogen und mit einem Schlag alle vier Enkelkinder aus ihrem Umfeld verschwanden oder auch wenn sie – eine großartige Köchin – einmal wieder in einer ihrer üblichen Selbstbeschimpfungen fand, ihr sei der Sonntagsbraten zu zäh geraten. Es gehörte zu den unverbrüchlichen Überzeugungen meiner Mutter, vom Glück stets übersehen zu werden. Wie ihre Mutter sie einmal während einer der zahllosen Bombenangriffe auf Niedersachsen einfach vergessen hatte, als die ganze Familie in den Luftschutzkeller flüchtete. Niemandem war aufgefallen, dass das selbst für damalige Ernährungsverhältnisse außergewöhnlich zarte Mädchen die falsche Tür genommen hatte. Statt in den Keller, war es todmüde in den nächsten Schrank getaumelt, um dort zwischen den Kleidungsstücken sofort wieder einzuschlafen. Das erzählte meine Mutter oft, und wie man sie erst vermisst hatte, als alles vorbei war und sie hätte tot sein können.

Und noch eine andere Geschichte erzählte sie oft als weiteres Indiz: Als Kind war sie ein paar Tage bei einer kinderlosen Tante untergebracht. Die Tante hatte überlegt, eine der Töchter ihrer Schwester zu adoptieren. Die Wahl fiel auf meine Mutter, die nun dort eine Woche in der Angst lebte, nie wieder zurück zu dürfen, und mit der Überzeugung, der offenbar entbehrlichste Posten in ihrer Familie zu sein. Nach sieben Tagen wurde sie wieder nach Hause geschickt. Nicht, weil ihre Mutter sie unbedingt wiederhaben wollte. Die Tante hatte sich einfach anders entschieden. Meine Mutter sagte später, ihre Mutter habe sicher nur ihr Bestes gewollt, damals, als sie so früh Witwe geworden war und sich und ihre fünf Mädchen mit einer kleinen Beamtenrente durchbringen musste.

Trotzdem oder vielleicht gerade deswegen besaß Mutter ein unglaublich großes Talent zur Freude. Sie feierte furchtbar gern. Sogar den hessischen Fasching, was für eine gebürtige Norddeutsche schon fast einer Gen-Mutation gleichkommt. Ich kenne keinen anderen Menschen, der sich so über ein gutes Essen, ein leckeres Törtchen, über eine schöne Landschaft, über blühende Rosen und Klatschmohn, über einen leuchtenden Sonnenuntergang am Meer, die Weihnachtsshow in der Radio City Music Hall in New York, über den Strand von Westerland, über noch die winzigste Aufmerksamkeit und praktisch über alles ein Loch in den Bauch freuen konnte, was ihre Kinder und später Enkel taten. Niemand wird jemals wieder so unglaublich stolz, so rückhaltlos hingerissen und so vollkommen begeistert von uns, meiner Schwester, meinem Bruder und mir sein wie meine Mutter (außer vielleicht noch mein Vater). Sie war für uns Kinder die personifizierte Erfüllung der wohl größten Sehnsucht überhaupt: nach einem Menschen, der einem nie Vorwürfe macht. Ihr Herz war so groß, dass es eigentlich eine eigene Postleitzahl verdient hätte. Meine Mutter war immer neugierig auf alles, was noch hinter der nächsten Straßenecke sein könnte: neue Bücher, Reiseziele, ein neues Restaurant, neue Menschen, und sie war einfallsreich. Und nicht nur, wenn es darum ging, ein Argument für die Anschaffung einer weiteren weißen Bluse zu finden, die etwa siebenunddreißigste, »weil man davon nie genug haben kann«. In einer Zeit, in der ›Friseuse‹ noch die Top-Ten-Liste der weiblichen Traumberufe anführte, wollte sie ihre Töchter unbedingt auf dem Gymnasium sehen und später an der Uni, damit wir ›eigenes Geld‹ verdienten. Zum Ausgleich hätten wir ihr bei ihren gelegentlichen Melancholie-Attacken einfach einmal Gesellschaft leisten können. Meine Schwester und ich aber haben uns über die Jahre immer energisch gegen den Hang zur Schwarzseherei gestemmt. Wir haben sie mit unserem angestrengten und anstrengenden Optimismus, der noch für den Weltuntergang ein rosarotes Zierdeckchen gefunden hätte, vermutlich ziemlich genervt. Und wie das so ist, je mehr wir sie auf die Löcher im Zaun hinwiesen, desto engagierter verteidigte sie die Bretter. Ich glaube, unsere Mutter hätte gern wenigstens einmal gehört, dass wir ihr zustimmten, wenn sich ihre Weltsicht einmal wieder verdunkelte. Vielleicht hätte sie es dann endlich sagen können: ›Schon schön, mein Leben.‹ Jetzt wären wir endlich so weit, ihr zu bestätigen: ›Ja, du hast wirklich ein so außerordentlich großes Pech, dass man dafür keine Worte findet. Gäbe es für Unglück einen Oscar, würde ich mir an deiner Stelle schon mal eine Dankesrede überlegen.‹ Nun aber ist es ausgerechnet meine Mutter, die glaubt, noch etwas Gutes an ihrer Situation entdeckt zu haben. Am Tag vor ihrer Operation machen wir noch einen kleinen Spaziergang. Auf dem Rückweg setzen wir uns für ein paar Minuten vor dem Eingang auf die Bank. Es ist ein wunderbarer Frühlingsabend. Wir reden. Über die Zukunft. Die geht so: Wenn sie das alles überstanden hat, werden wir gemeinsam nach Sylt fahren. In das beste Hotel. Ja, dorthin, wo wir uns bislang wegen der exorbitant hohen Preise bislang nur einen Kaffee und ein Stück Kuchen geleistet hatten. Meine Mutter scheint sich darauf wirklich zu freuen. Sie weiß nun, sie hat einen Hirntumor. Sie weiß aber nicht, dass ein Glioblastom vermutet wird. Sie hat also keine Ahnung, dass ihr dann allenfalls noch ein paar Monate bleiben würden. Wir haben es ihr nicht gesagt. Ganz sicher, das meinte der Arzt, wäre man ohnehin erst nach der Operation. Jetzt sagt meine Mutter, sie habe große Angst, bei der Operation zu sterben oder als Schwerstpflegefall mit massiven Handicaps aufzuwachen. Und sie sagt, als wäre ihr das wirklich ein echter Trost, etwas zum Festhalten: »Aber besser ich als einer von euch.«

Man sollte doch immer zuerst das Dessert essen. Oder wie es Jacqueline Kennedy einmal formulierte: Hätte sie gewusst, dass sie mit 65 an Krebs erkranken würde, hätte sie nicht die vielen Bauchmuskelübungen gemacht. Nun liegt meine Mutter im künstlichen Koma. Über ihre rechte Kopfseite verläuft eine breite, blutunterlaufene Naht. Ihre Haare wurden teilweise abrasiert. Sie wird beatmet, ihr Hirndruck, ihr Puls, ihr Atem, der Sauerstoffgehalt ihres Blutes werden kontrolliert. Überall sind Schläuche und Kanülen, Beutel und Flaschen. Um sie herum ein monströser Gerätepark. Es piept und rattert, es pulst und pfeift. Es ist gleichzeitig unheimlich laut und schrecklich still. Sie haben im Kopf meiner Mutter einen schon sehr großen Tumor entdeckt. Er konnte »weitgehend« entfernt werden, wie es im Bericht der Klinik heißt. Heute ist ihr 73. Geburtstag. Wir stehen an ihrem Bett und sehen, wie der Lebens-Countdown in rasender Geschwindigkeit läuft. Aber sie ist ansprechbar. Grummelt ein wenig, wenn man ihren Namen sagt. Drückt sogar leicht meine Hand. Es scheint alles gut gegangen zu sein. Doch zwei Tage nach der ersten folgt plötzlich eine zweite Operation. Im Befund wird später zu lesen sein: »Nachdem die Pat. am 19.04. nicht mehr erweckbar war, wurde notfällig eine CT-Untersuchung durchgeführt, welche eine Einblutung in die Resektionshöhle und ein Subduralhämatom sowie einen Vertikeleinbruch der Blutung zeigte. Es erfolgt eine notfällige Revision am 19.04. Die p. o. CCT zeigte eine Hämatomausräumung mit rückläufiger Mittellinienverlagerung und rückläufiger Ventrikelweite.« Was wir zu hören bekommen, ist allerdings eine Art Angehörigen-Kurzfassung: »Komplikationen. Hirnblutung. Eine weitere Operation. Ihre Mutter neigt aber auch sehr zu Blutungen. Wir können uns das auch nicht erklären. Hirninfarkt. Künstliches Koma.« Vermutlich hatte sogar Naddel mehr Text, als sie per SMS mit Ralph Siegel Schluss gemacht hat. Noch so ein Rätsel. Wir finden ja, es gäbe einiges zu klären. Wir hätten da durchaus ein paar Fragen, das Sterben meiner Mutter betreffend. Aber es redet niemand mit uns. Als Kind stellt man sich ja manchmal vor, wie großartig es wäre, unsichtbar zu sein. Jetzt merken wir: So toll ist das gar nicht. Wie Kakerlaken, wenn das Küchenlicht angeht, verschwindet alles, was irgendwie nach einem Medizinstudium aussieht, sobald sich ein Angehöriger mit Gesprächsbedarf zeigt. Man könnte annehmen, dass nicht ein Mittel gegen Krebs, sondern eine Tarnkappe ganz oben auf der To-Do-Liste der medizinischen Forschung steht. Es ist wie in diesem Witz: »Eine Frau ruft im Krankenhaus an: ›Hallo, ich möchte gern wissen, ob es der Patientin in Zimmer 21 besser geht.‹ Der Pfleger am anderen Ende der Leitung sagt: ›Oh ja, es geht ihr sehr gut. Sie hatte drei Mahlzeiten, der Blutdruck ist stabil, und wir werden sie bald vom Herzmonitor nehmen. Wenn das so bleibt, wird sie bald nach Hause können.‹ Die Frau freut sich: ›Das sind ja wunderbare Nachrichten!‹ Der Pfleger: ›Nach Ihrer Freude zu urteilen, müssen Sie eine sehr enge Angehörige sein.‹ Die Frau: ›Wie man es nimmt. Ich bin die Patientin aus Zimmer 21 und wollte einfach mal hören, wie es mir geht. Mein Arzt spricht ja nicht mit mir.‹«

Untersuchungen bestätigen, dass man vermutlich eher zu einer Audienz beim Papst kommt als zu einem ausführlichen Gespräch mit einem Arzt. 2005 etwa wurde eine Studie an der Universitätsklinik Freiburg durchgeführt.[18] Dort zählte man pro Patient und Tag 4 Minuten 17 Sekunden für alles: »… für diagnostische und therapeutische Gespräche, für psychologische und erläuternde Gespräche und für Gespräche mit ambulanten Patienten, in der Regel Gespräche am Telefon.« Gefragt, wie sie selbst ihren Gesprächsaufwand beurteilen, schätzten die Ärzte ihre Kommunikationszeit mit Patienten fast doppelt so hoch ein wie die tatsächlich gemessene Zeit. Sie gaben für ihre Kommunikation mit Patienten im Durchschnitt eine Zeit von 133 Minuten pro Arbeitstag an, im Gegensatz zur gemessenen Zeit von 79 Minuten. Für die Kommunikationszeit mit Angehörigen lief die ärztliche Einbildungskraft dann vollends zur Hochform auf. Hier gaben die befragten Ärzte eine Zeit an, die sieben Mal so lang war wie die gemessene Zeit. »Die geschätzte Zeit betrug durchschnittlich 43 Minuten pro Tag, gemessen wurden 6 Minuten.«[19] Nicht mal in Umfragen über Penislängen oder Sex-Frequenz liegen die Beteiligten so daneben. Kein Wunder, wenn die befragten Ärzte zu dem Schluss kamen, dass die Kommunikation mit Patienten und Angehörigen einen Notendurchschnitt zwischen 3,6 und 4,0, also durchaus ausreichend, verdient.

Laut Prof. Dr. Peter T. Sawicki[20] ist die Kommunikation zwischen Arzt und Patient eines der auffälligsten Defizite der medizinischen Versorgung aller Länder – im ambulanten wie im stationären Bereich. Und ehrlich, das können wir nur bestätigen.

Als wären wir Kinder und würden sowieso nicht verstehen, was Erwachsene reden, schickt man uns bei Visiten grundsätzlich aus dem Zimmer. Zur Sicherheit wird außerdem die sonst meist offene Tür zum Gang geschlossen. Was wir über das Glioblastom IV wissen, haben wir uns im Internet zusammengesucht. Wir sind jetzt in einem Hirntumor-Diskussionsforum angemeldet. Dort stellen wir die Fragen, für deren Beantwortung in der Klinik niemand Zeit hat. Eine Freundin vermittelt uns schließlich einen Termin bei einer Bekannten, einer Fachärztin für Neurologie. Endlich nimmt sich jemand Zeit. Wir sitzen sogar. Aber letztendlich gibt es nicht viel zu besprechen. Die grauenhaften Glioblastom-Fakten kennen wir nun, und die Ärztin ist mit dem Fall unserer Mutter nicht vertraut.

Dann treffen wir ganz unverhofft einen jungen Arzt am Bett meiner Mutter an, einen, der nicht gleich wegläuft. Und er spricht. Er sagt: Wenn wir glaubten, dies hier sei die Hölle, müsse er uns sagen, das sei GAR NICHTS. Jedenfalls nicht im Vergleich zu dem, was einen Glioblastom-Patienten erwartet. Es würde fürchterlich werden. Wir könnten uns das nicht in unseren kühnsten Albträumen vorstellen. Natürlich gebe es keine Hoffnung. Keinesfalls sollten wir uns einbilden, es könne sich hier noch einmal irgendetwas zum Besseren verändern. Er sagt dies ohne jedes Mitgefühl. Er erklärt nichts. Kein Wort zum Verlauf der Operation, zu den Folgen, zu dem, was hier gerade mit meiner Mutter passiert. Kein Zeichen des Bedauerns, der Anteilnahme. Die Hölle ist ein Mann in einem weißen Kittel, der einem die Hölle erklärt. Hat man als Urlaubsvertretung für die Klinikseelsorgerin einen Hiobsboten angeheuert? Was hat dieser Mensch in seinem Bewerbungsschreiben als Referenz aufgeführt: »In meiner Freizeit zünde ich Altenheime an« oder: »Ich könnte selbst Idi Amin zum Heulen bringen?«

Aber wir heulen nicht. Nicht mal, wenn sie uns hier »Love-Story« zeigten, würden wir uns so weit gehen lassen. Irgendwie glauben wir, dass wir dann schon verloren hätten: Wer heult, geht nicht über Los und schwächt seine Verhandlungsbasis. Meine Schwester, mein Vater und ich sind wahre Monumente an Fassung. Mit unserer Zähigkeit könnte man Mauern verfugen. Erst wenn man das Klinikgelände verlassen hat, so lautet die unausgesprochene Verabredung, darf geweint werden. Direkt hinter dem Kliniktor beginnt nun die Heulzone. Meist schaffe ich es noch bis unter eine prachtvoll blühende Magnolie und habe mich auf der Reststrecke bis zur Straßenbahnhaltestelle wieder so weit im Griff, um nicht aufzufallen. Es heißt jetzt vor allem: Contenance wahren. Bloß nicht so verzweifelt wirken wie die Ehefrau des Patienten im Nachbarbett. Von Tag zu Tag wird er schwächer und sie verzweifelter. Soweit wir das beurteilen können, wird nichts weiter getan, als ihn zu verwahren, zu beatmen, zu überwachen. Seine Frau sitzt an seinem Bett. Sie spricht mit ihm. Sie hält seine Hand, und sie klagt. Darüber, wie sich der Zustand ihres Mannes stets nur verschlechtert habe. Sie fordert, man müsse dringend etwas unternehmen. Sie fragt, weshalb er in der Neurologie liege, wo er doch eigentlich an schweren Herzproblemen leide. Irgendwas, sagt sie, müsse nun endlich passieren. Und während ihre Fahrt in die finstersten Regionen der Hilflosigkeit immer mehr an Tempo gewinnt, merken wir, wie die Atmosphäre ihr gegenüber auf Temperaturen abkühlt, bei denen selbst Finnen die obersten Hemdknöpfe schließen würden. Ein paar Wochen später finden wir die Todesanzeige des Mannes in der Zeitung.

Für ihn hätte man wohl nichts mehr tun können. Aber für seine Frau. Man hätte ihr zu allem anderen, was sie durchmacht, nicht auch noch das Gefühl zumuten müssen, hysterisch zu sein. Eine, die bloß den Betrieb aufhält. Die begriffsstutzig einfach nicht akzeptieren möchte, dass nun andere entscheiden, was gefühlt und befürchtet werden darf. Es ist, als würden Angehörige von Pflegern und Ärzten quasi serienmäßig mit Pappnase und Karnevalsorden ausgestattet. Sobald ein geliebter Mensch in einem Krankenhaus ein Krankenhausnachthemd anzieht, mutieren seine Nächsten zu einem Haufen Idioten, denen mit ähnlich abschätziger Milde begegnet wird wie einem Dreijährigen, der es nicht fassen kann, dass er am Sonntag nicht in den Zoo darf.

Wie weit das geht, habe ich vor kurzem wieder erlebt. Mein Mann war wegen eines Sehnenabrisses am Knie stationär aufgenommen worden. Ich wollte ihn besuchen und am Empfang nur wissen, in welchem Zimmer er liegt. Eine ganz einfache Frage, von einer erwachsenen Frau gestellt. Ich habe mich nicht aufgeregt, ich war nicht hektisch und ich war nicht betrunken. Trotzdem sprach die Frau am Empfang mit mir so beschwichtigend, als wäre ich mit einer entsicherten Handgranate unterwegs und hätte ein Attest über Unzurechnungsfähigkeit in der Tasche. Offenbar hält man Nähe und Mitgefühl im Gesundheitssystem für einen besonders dicken Joint, der einem die Wahrnehmung gründlich vernebelt, die Urteilskraft nachhaltig trübt. Egal, wer wir draußen sind, ob wir Brötchen verkaufen, Brücken bauen, Straßenbahnen lenken oder Atomkraftwerke steuern, das Krankenhaus macht uns alle gleich: zu Störfaktoren, die immer zu viel hoffen und zu wenig verstehen, und zu Zeitdieben in einem stets schneller routierenden Klinikalltag. Eine Kombination, die man im Amerikanischen als ›pain in the ass‹ bezeichnet. Als wäre es nicht legitim, sich Sorgen zu machen, nachzufragen, Erklärungen zu erwarten.

Prof. Dr. med. Linus Geisler, Facharzt für Innere Medizin, beschreibt in einem Beitrag für die Zeitschrift *Dr. med. Mabuse* zum Thema »Feind, Freund oder Partner?«[21] die unrühmliche Rolle des Angehörigen wie folgt: »Am ehesten fungiert er als ›Mitläufer‹, der sich passiv verhält oder seine Ängste querulatorisch umsetzt, noch schlimmer, wenn er allen mit Internet-basiertem Wissen zusetzt oder mit penetranter Klebrigkeit Station oder Praxis dauerhaft bedrängt.« Dem gegenüber steht der »ideale Angehörige«: »Er passt sich den persönlichen, arbeitsspezifischen Bedürfnissen des Personals an, respektiert dessen Autorität und unterwirft sich widerstandslos allen Anordnungen und Maßnahmen. Er verzichtet auf störende Eigenarten und Anliegen, zeigt Vertrauen und Dankbarkeit, antwortet rückhaltlos und umfassend, wenn er gefragt wird, sagt selbst aber nichts, wenn er nicht gefragt wird, und ist mit dem Maß an Kommunikation zufrieden, das man ihm zubilligt.« Ganz wie weiland Diederich Heßling in Heinrich Manns Roman »Der Untertan«: obrigkeitshörig, feige und mit kaum mehr Sozialverhalten als der Braunbär. Hatte man gedacht, dass der Weltmarkt für den »autoritären Charakter« (Erich Fromm) zusammengebrochen wäre, findet sich im Krankenhaus noch eine ungebrochen starke Nachfrage nach Menschen mit dem Rückgrat einer gekochten Garnele. Und die wollen wir nur zu gern bedienen. Wir erleben an uns selbst eine Metamorphose, die wir später auch bei anderen Angehörigen immer wieder beobachten, eine Art Stockholm-Syndrom: das angestrengte Bemühen, brav zu sein, den Ärzten keine Scherereien zu machen, bei den Pflegekräften nicht unangenehm aufzufallen. Wir wollen uns genauso verhalten, wie es von uns erwartet wird, keinesfalls riskieren, dass etwaiger Unmut später vielleicht auf meine Mutter zurückfällt. Wir werden nie laut, sind nie vorwurfsvoll. Natürlich hinterlassen wir auf allen Krankenhausstationen, auf denen meine Mutter die kurze, ihr noch verbleibende Lebenszeit verbringen wird, ausreichend Geld für die Kaffeekasse. Nicht erst am Ende des Aufenthalts, sondern, wie man es ja auch auf Reisen tut, um Hotelangestellte milde zu stimmen, gleich am Anfang, für die guten Gefühle, die man mit uns und also mit meiner Mutter verbinden soll. Wir betreiben Eindrucksmanagement, tun was fürs Klima, mutieren zu echten Klinikschleimern, so geschmeidig wie Zäpfchen, als handele es sich um ein Casting für ›Deutschland-sucht-den-Super-Angehörigen‹. »Identifikation mit dem Aggressor« hat Anna Freud diese übermäßige Identifikation mit dem »Gegner« genannt. Sie meinte, man tue dies zum Schutz der Psyche, gegen Angst auslösende, übermächtige Personen, zur Vermeidung von Ohnmachtsgefühlen. Deshalb leisten wir nun nach Kräften Beziehungsarbeit mit Menschen, denen wir am liebsten eine knallen würden. Wir werden zu Mitläufern, im wahrsten Sinne des Wortes. »Man sieht einen die Klinikflure entlangeilenden Arzt/Pflegenden, an dessen Seite ein mithastender Angehöriger Brosamen einer fragmentierten, kaum verständlichen Information abbekommt, die ihn mehr verstört als stabilisiert«, so Prof. Dr. med. Linus Geisler über das »Flurgespräch«. »Es zählt nicht nur zu den ineffektivsten

Gesprächsformen, sondern ist Ausdruck der Unfähigkeit zum empathischen Umgang mit Menschen.[22] Vor allem aber zählt es zu den höchst demütigenden und damit wirkungsvollsten Degradierungsmaßnahmen.

Was nicht verstanden wird und nicht erwünscht ist: dass die Betreuung der Angehörigen in das »Gesamtbehandlungskonzept« gehört, so Prof. Dr. med. Linus Geisler. Er meint: »Der sorgfältig und vernünftig vorbereitete Angehörige« könne für den Kranken zu einer »Quelle der Kraft werden. Im Idealfall kann es jedoch gelingen, den Angehörigen im weitesten Sinne in das Behandlungsteam zu integrieren; dann ist er zum ›Partner‹ geworden.« Im »Idealfall« – so stelle ich mir vor – könnten Angehörige und enge Freunde weit besser noch als jeder Arzt, der täglich mit immer neuen Patienten zu tun hat und dabei jeweils bloß ein paar Minuten am Bett des Kranken verbringt, auf Nuancen achten, auf Veränderungen, Befindlichkeiten. Und sie könnten die Ärzte auch immer mal wieder an etwas sehr Wichtiges erinnern: dass sie es mit Menschen und nicht bloß mit ›Fällen‹ zu tun haben. Mit Müttern, Vätern, Tanten, Onkeln, Schwestern, Brüdern, mit Ehefrauen und Ehemännern, die andere wie nichts sonst vermissen werden. Patienten sind mehr als eine Krankheit, ein Blutdruckwert oder der Sauerstoffgehalt des Blutes. Als Angehöriger möchte man diesen »Mehrwert« auch vom Arzt gewürdigt wissen. Man möchte, dass er anerkennt, wie kostbar das ist, was er hier »behandelt«. Die Frau unseres Bettnachbarn hat deshalb nicht nur auf ihre Weise um das Leben ihres Mannes gekämpft. Sie hat auch um Respekt gestritten für das, was ihr Mann ihr bedeutet, um die Anerkennung, dass es für sie hier um etwas Unersetzliches, Unwiderrufliches geht. Das wurde nicht verstanden. Es hat niemanden interessiert. Das ist der eigentliche Affront. Zuwendung, Empathie und Fürsorge sind das Barbie-Traumschloss des Medizinbetriebs. Eine Illusion. Ebenso wie »eine regelmäßige, verständliche, Angst abbauende und warmherzige Information«.[23] All das gehört gleich neben dem Osterhasen, der Zahnfee und dem Weihnachtsmann ins Märchenreich.

Immerhin: Wir können jeden Tag morgens und abends in der Intensivstation anrufen. Die Pfleger oder Pflegerinnen sind freundlich, aber sie haben immer dieselbe Nachricht: Der Zustand meiner Mutter bleibt unverändert. Ab dem frühen Nachmittag stehen wir mit anderen Angehörigen meist schon vor der Tür der Intensivstation, bevor die Besuchszeit beginnt. Nach einer Weile kennt man sich: Da ist der junge Mann, der seine Freundin besucht, die sich bei einem Sturz vom Pferd eine schwere Kopfverletzung zugezogen hat, die junge muslimische Frau, deren Mutter auch ›auf Intensiv‹ liegt, und die Ehefrau des Bettnachbarn meiner Mutter. Ein Mikrokosmos wie in Bernstein eingeschlossen. Um auf die Station zu kommen, muss man klingeln und wird dann über eine Gegensprechanlage gefragt, zu wem man möchte. Manchmal dauert es ein bisschen. Die Pflegekräfte haben tatsächlich Wichtigeres zu tun, als ständig den Türöffner zu betätigen. An einem Tag aber dauert es besonders lange. Ich bin allein. Mein Vater und meine Schwester wollen später kommen. Wir wechseln uns ab. Meine Mutter soll über die komplette Besuchszeit einen vertrauten Menschen an ihrer Seite haben. Außerdem dürfen ohnehin immer nur höchstens zwei Menschen gleichzeitig ans Krankenbett. Mehrere würden zu viel Unruhe auf die Station bringen, und außerdem ist da noch die Platzfrage. Auch als einzelner Besucher steht man ständig im Weg, wenn die Maschinen kontrolliert, neue Kanülen aufgezogen, wenn Medikamente verabreicht und die Urinbeutel geleert werden. Meine Mutter wird umgelagert, gewaschen, eingerieben. Es ist immer etwas zu tun. Manchmal gibt es Alarm, und alle hetzen in einen der Glaskästen, in denen die Patienten liegen. Ich warte also geduldig. Man will ja nicht quengelig wie ein kleines Kind Erwachsene dabei stören, wie sie Leben retten. Ich warte lange. Dann klingele ich noch mal. Es ginge jetzt nicht, sagt man mir über die Gegensprechanlage. Ich müsse noch warten. Ich warte anderthalb Stunden. Mein Vater ist schließlich da, meine Schwester. Wir sind in heller Aufregung. Als man uns endlich zu meiner Mutter lässt, entdecken wir eine zweite, große wulstige Naht, diesmal am Hals. Irgendein dünner Draht sei plötzlich in der Blutbahn am Hals meiner Mutter verschwunden. Einfach so. Da hätte man ja zwangsläufig aufschneiden müssen, immer weiter – bis man ihn schließlich herausholen konnte, den Draht. Das sagt uns ein Arzt wieder einmal fast im Vorbeigehen. Wir fragen nicht weiter. Wir kommentieren das nicht. Wir wollen 1-A-Angehörige sein. Abends schaue ich in den Spiegel und sehe eine ziemlich beängstigende Mischung aus deutschem Schäferhund und Charlie Rivel.

Der Mann im Bett neben meiner Mutter wird bald tot sein. Meine Mutter auch. Der Unterschied ist: Wir wissen das. Die Frau hofft noch auf einen Ausweg. Wir beneiden sie darum. Wir dürfen das böse Wort, das mit »H« beginnt und mit »offnung« weitergeht, ja nicht mal aussprechen. Hätten wir jedes Mal, wenn uns einer erklärt, dass wir uns bloß nicht zu viele Hoffnungen machen sollen, fünf Euro bekommen, es hätte die gesamten Beerdigungskosten gedeckt. Als gäbe es nur diese eine einzige Hoffnung auf dem großen Markt der Sehnsüchte: die auf Gesundung. Wir haben aber eine ganz andere: Wir hoffen darauf, dass unsere Mutter uns wahrnimmt, dass sie spürt, wir sind für sie da, und dass wir sie nicht alleinlassen, hier im Grenzbereich von Leben und Tod.

Wir erzählen ihr alles, was uns einfällt. Wir streicheln ihre Hand. Wenn das Ganze einen Sinn hat, dann nur diesen: da zu sein. Hier. Jetzt. In einem der Bücher, die wir ihr vorlesen, steht: »Wir sind hier, weil eine merkwürdige Gruppe von Fischen eine seltsame Anatomie der Flossen hatte, die sich in Beine für terrestrische Kreaturen transformieren konnten; weil Kometen die Erde trafen, die Dinosaurier zunichte machten und dadurch die Säugetiere eine Chance erhielten, die sie sonst nicht gehabt hätten; weil die Erde während der Eiszeiten nie ganz einfror; und weil eine kleine und schwache Art, die sich in Afrika vor etwa zweihundertfünfzigtausend Jahren entwickelte, es geschafft hat, unter allen widrigen Umständen zu überleben. Wir können uns nach einer ›höheren‹ Antwort sehnen, aber es existiert keine.«[24] Nach zwei Wochen Intensivstation glaube ich, dass es sich mit dem Sterben ganz ähnlich verhält. Auch hier sucht man vergeblich nach einer »höheren Antwort«. Das ist ein bisschen enttäuschend, und es ist zugleich sehr tröstlich. Schließlich gibt es auch so genug zu tun.

Denn nun wollen die Ärzte plötzlich doch reden. Hatten sie bis eben kaum mehr Text als John Wayne, werden sie nun plötzlich regelrecht zutraulich. Wir bekommen Sitzplätze im Arztzimmer und zehn Minuten Redezeit. Ein Ansprechpartner wird gewünscht. Nein, nicht die ganze Familie, keine demokratischen Abstimmungen. Eine einzige Person soll entscheiden, was weiterhin mit meiner Mutter geschieht. Nach fast drei Wochen macht sie noch immer keinerlei Anstalten, aus ihrem komatösen Zustand in die Wirklichkeit zurückzukehren. Ich kann sie verstehen. Aber die Fortsetzung der Beatmung über einen Schlauch könnte Infektionen verursachen. Also soll sie beendet werden. Einerseits würde das vielleicht einen Impuls zum ›Wachwerden‹ setzen. Andererseits birgt diese Maßnahme das Risiko, dass meine Mutter nicht zur Spontanatmung zurückfindet und stirbt. Die Alternative wäre ein Luftröhrenschnitt. Der aber könnte ihren Zustand zementieren. Meine Mutter würde möglicherweise im Koma ›hängen bleiben‹. Über ›möglicherweise gleich sterben‹ und ›ganz sicher in ein paar Monaten‹ soll jetzt ein Familienmitglied entscheiden. Durften wir bislang nicht einmal bei einer Visite dabei sein, befindet man uns jetzt als ausreichend mündig, zwischen diesen beiden grauenhaften Alternativen zu wählen. Es stellen sich zwei ziemlich zerknitterte Juristen, entsandt vom zuständigen Gericht, am Bett meiner Mutter ein. Man will vor Ort einen Eindruck über den Zustand der Frau, erstes Zimmer links, erstes Bett, gewinnen. Mein Vater, meine Schwester und ich kommen überein, dass ich die offizielle Betreuerin meiner Mutter werden soll. Mein Bruder lebt in Finnland und kann nicht eben mal anreisen. Mein Vater hat genug damit zu tun, bei seiner Frau zu sein. Meine Schwester möchte das lieber mir überlassen. Meine Mutter hat keinen dieser Beipackzettel des Sterbens: keine Vorsorgevollmacht, Patienten- oder Betreuungsverfügung. Wir glauben aber ziemlich sicher zu wissen, was sie gewollt hätte. An dem Tag, an dem ich gefragt werde, ob ich für oder gegen den Luftröhrenschnitt bin, ob ich riskieren will, dass meine Mutter jetzt gleich stirbt, heule ich nicht erst am Magnolienbaum los. So schlimm es auf der Intensivstation auch gewesen ist, so grauenhaft die Diagnose war, meine Mutter ist ja immer noch da. Man kann sie anfassen, mit ihr reden. Es ist ein großer Unterschied, ob das jetzt alles gleich vorbei ist oder erst in ein paar Wochen. Am nächsten Tag teilen wir den Ärzten mit, dass kein Luftröhrenschnitt gemacht werden soll.

Ihr Wille geschehe!

Wir hatten die nächste Sylt-Reise geplant, das Sonntagsessen, den Flug nach Finnland zur Abiturfeier des Enkelsohnes. Aber nichts für den Fall, sollte einer von uns einmal schwer erkranken und nicht mehr in der Lage sein, seinen Willen zu äußern. So kam meine Mutter ganz ohne einen einzigen der empfohlenen Patienten-Beipackzettel ins Krankenhaus. Natürlich hatten wir, wann immer im Fernsehen ein Schauspieler ins Koma kam oder einem Nachbarn etwas Schlimmes passierte, angelegentlich darüber gesprochen, keinesfalls jahrelang, nur von Maschinen, einer Magensonde und einem stabilen Herzen am Leben erhalten, dahinvegetieren zu wollen. Dann sagten wir, was vermutlich alle bei dieser Gelegenheit sagen: »Furchtbar! Also, auf keinen Fall will ich jahrelang an Schläuchen hängen. Habt ihr das alle gehört!?« Mit den Details wollte sich aber niemand beschäftigen. Als fürchteten wir, das Schicksal mit einer ordentlichen Vorsorge erst auf uns aufmerksam zu machen. ›Ach! stimmt!‹, würde es denken, ›da war ja noch jemand, dem man mal ein ordentliches Koma bescheren könnte.‹ Magisches Denken nennt die Psychologie diese »irrtümliche Annahme einer Person, dass ihre Gedanken, Worte oder Handlungen Einfluss auf ursächlich nicht verbundene Ereignisse nehmen, beziehungsweise ein bestimmtes Ereignis hervorrufen oder verhindern können, wobei allgemeingültige Regeln von Ursache und Wirkung ignoriert werden.«[25] Offenbar eine Volkskrankheit. 90 Prozent aller erwachsenen Deutschen haben keine Vorsorge getroffen, für den Fall, nicht mehr selbst entscheiden zu können. Das heißt: Die meisten Menschen bereiten sich selbst auf den wöchentlichen Lebensmitteleinkauf besser vor als auf die letzten Monate ihres Lebens. Als könnte man allein durch Ignoranz Unsterblichkeit erlangen. Aber ein Disput mit dem Tod ist ziemlich aussichtslos, wie eine Szene aus dem Monty-Python-Film »Der Sinn des Lebens« zeigt: Während eines Essens klopft es an der Tür eines britischen Landhauses. Der Gastgeber öffnet. Der Besucher stellt sich gleich vor: »Ich bin der finstere Sensenmann. Ich bin der Tod.« Der Gastgeber meint, das sei nun gerade schlecht. »Die Sache ist die, dass wir ein paar Freunde zum Essen haben ...« Der Tod legt nach: »Ich bin der erbarmungslose Mäher!« Der Gastgeber zu seinem Besuch: »Es ist der Mr. Tod, er möchte den Rasen mähen.« Der insistiert: »Ich bin der Sensenmann!« Die Gäste: »Ist das nicht ein komischer Zufall, gerade vor fünf Minuten haben wir über den Tod gesprochen.« So gibt ein Wort das andere, der Tod wird an den Rand des Gesprächs gedrängt, bis der ›erbarmungslose Mäher‹ die Geduld verliert. »Ich bin nicht von dieser Welt. Ich bin gekommen, um Sie zu holen ... Sie mitzunehmen. Denn dies ist meine Bestimmung. Ich bin der Tod!« Einer der Gäste sagt: »Also das hat eine ziemliche Schwermut auf den Abend geworfen – nicht wahr?« Am Ende müssen wegen der verdorbenen Lachsschaumspeise doch alle mitgehen (Die Gastgeberin: »Das ist mir ja unglaublich peinlich!«) Aber noch im Sterben wird nachverhandelt: »Hey, ich habe gar nichts von der Schaumspeise gegessen ...«

»Alle Menschen besitzen einen Körper. Alle Körper sind sterblich. Auch deiner ist einer dieser Körper«, schreibt David Shields.[26] Sich einzubilden, der Tod würde eine Ausnahme machen, führt quasi zwangsläufig zu einigen unangenehmen Überraschungen. So erging es auch dem amerikanischen Schriftsteller William Saroyan, der noch kurz vor seinem letzten Atemzug staunte: »Jeder Mensch muss sterben, aber ich dachte immer, in meinem Falle würde eine Ausnahme gemacht.« Dass wir wirklich ausnahmslos alle sterben müssen, ist aber nicht der einzige große Schock. Das mindestens ebenso Empörende ist, dass sich unser Ende so gar nicht an unsere Sterbeerwartung hält. Laut Umfragen gehen die meisten von uns davon aus, wenn es denn schon unbedingt sein muss, in einem sehr hohen Alter (also frühestens mit 90 Jahren), von lieben Menschen betreut, zu Hause, schnell und schmerzlos, in Würde, also mit Kontrolle über alle Entscheidungen das eigene Sterben betreffend, den Löffel abzugeben. In Wirklichkeit aber werden 80 Prozent in einem Pflegeheim oder in einem Krankenhaus ihr Leben verlieren.[27] Dort übernehmen dann oft andere das Lenken und Denken. Sie entscheiden über Behandlungen, darüber, in welcher Klinik man landet, welche Maßnahmen ergriffen werden, über Beatmung ebenso wie über Dialyse, Organersatz, künstliche Ernährung oder den Einsatz von Psychopharmaka; darüber, ob dort ein Gitter ans Bett kommt, ob man mit Medikamenten oder sogar mit Fesselungen ruhiggestellt wird. Plötzlich wird über das Intimste und das vielleicht Schwerste im Leben, das Sterben, von Leuten entschieden, mit denen man, wie mein Deutschlehrer zu sagen pflegte, nicht einmal in demselben Briefkasten übernachtet hat und das ganz bestimmt auch nicht tun würde. Hätte man noch die Wahl. Hat man aber nicht. Die Kontrolle über die wesentlichen Dinge haben längst andere übernommen: ob die Wohnung aufgelöst wird, ob lebenserhaltende oder -verlängernde Maßnahmen unternommen oder unterlassen werden. Ob man etwa eine PEG-Sonde bekommt, die einen gemeinsam mit einem stabilen Herzen in ein Gemüse mit exzellenten Lagereigenschaften verwandelt und damit in eine echte Trophäe für profitorientierte Pflegeheime: höchste Pflegestufe, keine Scherereien.

Das alles, bloß weil man es versäumt hat, rechtzeitig eine Patientenverfügung und eine Vorsorgevollmacht auszufüllen und damit selbst ein paar Regeln aufzustellen. Zum Beispiel: »Auf keinen Fall Klangschalen am Sterbebett« oder »Eine Magensonde nur über meine Leiche!«. Zugegeben, das ist nicht ganz einfach. Ständig wird man mit Überlegungen darüber verunsichert, ob man es später nicht einmal sehr bedauern wird, lebensverlängernde Maßnahmen auszuschließen. Könnte sein, so wird argumentiert, dass die richtigen Maßstäbe von heute die grundfalschen für morgen sind. Wie will man wissen, ob man nicht später sehr viel mehr Freude daran empfindet, als man jetzt ahnt, überhaupt noch auf der Welt zu sein? Auch wenn man die bloß noch aus der Horizontalen und aus dem Fenster seines Pflegeheimzimmers betrachtet? Unfähig, aufzustehen, zu essen, zu trinken und es laut und deutlich zu sagen: »Darf ich meine Patientenverfügung noch mal umschreiben?« Möglicherweise, so wird argumentiert, wird einem das bisschen Leben gerade dann besonders kostbar erscheinen. Und belegen nicht Studien, dass es zu den menschlichen Grundirrtümern gehört, die Lebensqualität mit einer schweren Krankheit sehr viel niedriger einzuschätzen, als sie in der Situation tatsächlich empfunden wird? Wünschen Menschen vielleicht sogar nur deshalb im Vorfeld keine Lebensverlängerung durch Apparatemedizin, weil sie keine Ahnung davon haben, wie Verwandte, Nachbarn, Freunde und die Gesellschaft danach dürsten, das Bibelzitat »einer trage des anderen Last« in tätige Nächstenliebe umzumünzen? Wären also eine Patientenverfügung, eine Vorsorgevollmacht in diesem Zusammenhang nicht vor allem ein Misstrauensvotum an die Zukunft, die Angehörigen, vor allem aber an die Gesellschaft?

Als Gunter Sachs sich das Leben nahm (»Der Verlust der geistigen Kontrolle über mein Leben wäre ein würdeloser Zustand, dem ich mich entschlossen habe, entschieden entgegenzutreten.«[28]) wurde diese Diskussion einmal mehr geführt. Es wurde gefragt, ob es sich bei seinem Selbstmord nicht um eine Panikreaktion gehandelt habe. Ob es nicht verantwortungslos und recht rüde sei, der Familie die Chance auf den letzten großen Liebesdienst, eine fürsorgliche Pflege, zu nehmen und ihr damit zu unterstellen, sie wäre dazu nicht in der Lage oder bereit gewesen. Es wurde darüber spekuliert, wie Gunter Sachs mit mehr Geduld und mehr Zutrauen in sein Umfeld noch sehr viel Gefallen hätte finden können an seinem Dasein. Auch mit Alzheimer. Ich fand das ärgerlich und von ebendieser Selbstherrlichkeit getränkt, die man ihm unterstellte.

Sicher kann man voraussetzen, dass Gunter Sachs ordentliche Pflege erhalten hätte. Aber wer will es ihm, noch im Vollbesitz seiner geistigen Kräfte, verdenken, die Koordinaten seiner letzten Jahre festlegen zu wollen? Und für all diejenigen, die nicht über ein Millionenvermögen verfügen: Nein, es ist eben kein Verlass auf die Gesellschaft. Es wäre nach allem, was wir mit meiner Mutter erleben, im Gegenteil hochriskant, sich von kerngesunden und finanziell bestens ausgestatteten Talkshow-Gästen einreden zu lassen, so ein komatöser Zustand im Pflegeheim könnte am Ende doch gar nicht so übel sein. In einer perfekten Welt, in der allen nichts mehr am Herzen läge als mein Wohlbefinden, meine Autonomie, meine Würde und nicht die 3.400 Euro, die eine Pflegestufe III einem Pflegeheim bringt (umso mehr, als sich der Pflegeaufwand mit PEG, Bettlägerigkeit und Windeln mit dem Fassungsvermögen von Gießkannen in Grenzen hält), wäre das zu bedenken. In einem Land aber, in dem die Privatisierung von Kliniken so rasant voranschreitet wie sonst nirgends auf der Welt, wo Gewinnmaximierung zunehmend vor Menschlichkeit geht, ist die Hoffnung, man ließe mich mit meinen Druckgeschwüren, meiner Unterernährung im wahrsten Sinne des Wortes nicht im eigenen Saft schmoren, ähnlich spekulativ wie die auf die 72 Jungfrauen, die im Paradies angeblich exklusiv für islamistische Selbstmordattentäter reserviert sein sollen. Ein bisschen Misstrauen ist da durchaus angebracht. Und ganz sicher gibt es ausreichend Gründe, die Deutungshoheit über das, was wir uns unter einem Sterben mit Würde vorstellen, nicht anderen zu überlassen, die davon keine Ahnung haben. Ganz einfach, weil sie kaum mehr von uns wissen (wollen), als in eine Krankenakte passt.

Überhaupt das Beurteilen von Lebensqualität: Während man es uns Laien kaum zutraut, eine Aussage etwa darüber zu treffen, wie wir uns wohl mit einem schweren Schlaganfall fühlen werden, hat man im Gesundheitssystem keine Probleme damit, solche Prognosen zu wagen. Dort heißt es nicht: »Wer weiß, vielleicht wird es auch mit einem unheilbaren Krebs und mit Aussicht auf einen nahen Tod sehr glückliche Momente geben, deshalb finanzieren wir Ihnen jetzt das Krebsmittel, auch wenn es Ihnen vielleicht ›nur‹ sechs weitere Monate bringt und so teuer ist wie ein Kleinwagen – wöchentlich!« QALY nennt sich etwa eine dieser Berechnungsgrundlagen der Gesundheitsökonomen, wie sie bereits in Großbritannien angewandt wird. Es ist die Abkürzung für ›Quality-Adjusted Life Years‹ (›qualitätskorrigierte Lebensjahre‹)[29]. Man schätzt, um wie viel länger ein Patient etwa mit einem Krebsmedikament oder einer Operation leben wird als ohne. Die Lebensqualität der so gewonnenen Jahre wird mit einer Skala zwischen 1 (vollkommen gesund) und 0 (tot) bewertet. Die vermeintlich zu gewinnenden Lebensjahre werden dann mit dem Faktor für die vermutete Lebensqualität multipliziert. Daraus ergibt sich der Wert der medizinischen Maßnahme, ausgedrückt in QALY. Ein zusätzliches Lebensjahr bei voller Gesundheit repräsentiert somit 1 QALY. Hingegen entspricht ein Lebensjahr im Zustand beeinträchtigter Gesundheit beispielsweise einem QALY von 0,75. So sinkt, um ein Beispiel zu geben, der QALY bei an Brustkrebs erkrankten Frauen mit jedem Rezidiv, das bei ihnen nach der Behandlung festgestellt wird. Und mit ihm die Aussicht auf bestimmte Behandlungen. Können umgekehrt durch eine Operation etwa vier Lebensjahre mit mittlerer Qualität (Faktor 0,5) gewonnen werden, hat der Eingriff den Wert von 2 QALY (4 x 0,5).

Nein, man wartet nicht, bis der Betroffene selbst sagen kann: »Also, das Leben mit Bauchspeicheldrüsenkrebs ist deutlich besser, als ich vermutet hatte.« Man trifft eine Annahme darüber, wie lebenswert ein Zustand sein wird. Mit dem Ergebnis, dass manche Medikamente gar nicht erst zur Anwendung kommen, weil sie für ein sehr spätes Stadium bestimmter Krebsarten gedacht sind. Im Prinzip ist es wie in einer Patientenverfügung, nur treffen andere basierend auf Befragungen und Erhebungen Aussagen über eine zukünftige Lebensqualität und ziehen daraus Konsequenzen. Und ganz sicher sagt da niemand: »Mag sein, dass drei Monate nicht so viel Zeit ist, aber besser als bloß drei Wochen, also wir haben kein Problem damit, wöchentlich mehrere tausend Euro für diese Verlängerung auszugeben.« In Großbritannien wird eine Maßnahme nur bis zu einem Betrag von 30.000 Pfund pro QALY übernommen.[30] Mehr darf eine medikamentöse Therapie nicht kosten, damit sie dem Patienten zur Verfügung gestellt wird. In Deutschland ist eine Anwendung derzeit nicht zu erwarten. Theoretisch. Praktisch fließen Überlegungen zur Kosteneffektivität von Behandlungen, die vermeintliche Berechenbarkeit von zukünftiger Lebensqualität, die auch QALY zugrunde liegt, in Entscheidungen darüber mit ein, wie teuer und umfänglich Therapien sein dürfen. Auch hier wird zum Beispiel von der Krankenkasse die Frage gestellt, ob sich die Investition in ein Weiterleben lohnt oder nicht. So warnte der jüngst verstorbene Präsident der Bundesärztekammer Jörg-Dietrich Hoppe in einem Interview bereits 2008, dass »schon jetzt ein großer Teil der an Demenz erkrankten Menschen ganz bewusst nicht optimal versorgt werde«.[31]

Die Diskussion darüber, ob der Einsatz teurer Krebsmedikamente überhaupt lohnt, wird immer offensiver geführt. (Statt darüber zu debattieren, ob die Krebsmedikamente überhaupt so teuer sein müssen.) Sicher will niemand bis in die letzte Lebensminute mit dem gesamten zur Verfügung stehenden Arsenal der Medizin traktiert werden. Und Geld allein heilt bekanntlich nicht alles. Die Frage ist nur: Wer entscheidet, ab wann unser Leben zum Sterben ist? Offenbar ist das Interesse, dass wir selbst das tun, eher gering. Schaut man sich die Anleitungen zur Vorsorge an, fallen die meisten eher in die Kategorie ›Abschreckungspolitik‹. Vermutlich gibt es nicht wenige, die bereits beim Erstkontakt mit der Dreifaltigkeit von Vorsorgevollmacht, Betreuungsverfügung und Patientenverfügung sagen: »Lieber eine Ikea-Küche selbst montieren! Mit einer japanischen Bauanleitung!« Vieles liest sich, als wäre das selbstbestimmte Sterben so etwas wie ein sehr exklusiver Club mit einem Türsteher, der sich erst mal den Hochschulabschluss zeigen lässt, bevor er entscheidet, wer rein darf. Stellen Sie sich – sagen wir mal – das Personal etwa von »Frauentausch« oder große Teile der »DSDS«-Kandidaten bei der Lektüre der beiden Passagen unten vor. Sie stammen aus der 43-seitigen (!) Broschüre »Patientenverfügung« des Bundesministeriums der Justiz:[32]

> »Das Gesetz definiert die Patientenverfügung als schriftliche Festlegung einer volljährigen Person, ob sie in bestimmte, zum Zeitpunkt der Festlegung noch nicht unmittelbar bevorstehende Untersuchungen ihres Gesundheitszustands, Heilbehandlungen oder ärztliche Eingriffe einwilligt oder sie untersagt.«

Oder auch:

> »Zudem kann es sinnvoll sein, auch persönliche Wertvorstellungen, Einstellungen zum eigenen Leben und Sterben und religiöse Anschauungen als Ergänzung und Auslegungshilfe Ihrer Patientenverfügung zu schildern.«

Warum nicht gleich ein Schild aufhängen: »Also ehrlich, selbst für euer eigenes Sterben seid ihr zu blöd. Überlasst das mal lieber den Experten. Die können das viel besser für euch erledigen.« Fürchtet man vielleicht, der Patientenwille könnte sich als Sandkorn im Krankenhaus-Getriebe entpuppen? Immerhin trägt auch der enorme Informationsbeschaffungsaufwand einiges dazu bei, dass wir am Ende wieder zu dem werden, was wir am Anfang unseres Lebens waren: hilflos und unmündig. Für echte Chancengleichheit müsste verbal deutlich abgerüstet und das einschlägige Wissen mit ähnlicher Penetranz unters Volk gebracht werden wie die Witze von Mario Barth. Warum auch nicht? Schließlich zwingt man auch Zahnarzt-Patienten zur jährlichen Kontrolle, bittet Frauen nach ihrem 50. Geburtstag regelmäßig zur Mammographie und beteiligen sich manche Krankenkassen finanziell am Yoga-Unterricht oder am Nordic-Walking-Kurs. Genauso könnte man jeden ab einem bestimmten Alter mit sanftem Druck zu einem Grundkurs »Vorsorge« bitten, in eine Gesprächsrunde mit Ärzten und Experten, die einem das Wesentliche nahebringen: dass man das Eventmanagement für die letzte große Abschiedsshow keinesfalls anderen überlassen sollte. Und nein: Es genügt nicht, im Vollbesitz eines Ehemannes, einer Ehefrau und/oder Kindern zu sein. Die Entscheidungsbefugnisse für den Ernstfall gehen eben nicht automatisch an die nächsten Angehörigen. Es kann einem durchaus passieren, dass man vom Gericht einen amtlichen Betreuer vor die Nase gesetzt bekommt, der vermutlich mehr über das Liebesleben von Lothar Matthäus weiß als darüber, ob der Mensch, der da im Koma liegt, gern weiter beatmet würde oder nicht. Bis zu mehreren hundert Klienten kann so ein Betreuer unter Umständen haben und ist damit kaum in der Lage, mit jedem Kontakt zu halten. Dieser Betreuer kann aber dennoch Wohnungen auflösen, Einweisungen in Altersheime erwirken, Konten belasten oder sogar Besitz verscherbeln, und die Angehörigen können gar nichts dagegen tun. Nur ein weiterer von vielen ausgezeichneten Gründen, sich die Zeit zu nehmen, um sich mit seinem Ende zu befassen. Hier die wichtigsten Informationen:

1. Vorsorgevollmacht

Mit ihr bestimmt man eine Person, die einen vertreten wird, wenn man seine Bedürfnisse und seinen Willen nicht mehr mitteilen kann. Diesem Menschen kann man einzelne oder auch alle unten genannten Angelegenheiten übertragen. Sollte man die Verantwortung aufteilen wollen, empfiehlt es sich, ganz konkret zu sagen, welche Person für welche Aufgaben zuständig sein wird. Eine notarielle Beglaubigung oder Beurkundung der Vorsorgevollmacht ist im Prinzip nicht nötig. Wer Diskussionsspielraum auf jeden Fall verhindern möchte, geht damit allerdings ganz auf Nummer sicher. Laut Beschluss des Bundesgerichtshofes vom 30.3.2011[33] scheidet beim Vorlegen einer notariellen Vorsorgevollmacht die gerichtlich angeordnete Betreuung regelmäßig aus. Man kann die Kenndaten einer Vorsorgevollmacht (z. B. Name und Adresse des Vollmachtgebers und des Bevollmächtigten) beim Zentralen Vorsorgeregister der Bundesnotarkammer registrieren lassen. Das hilft den Gerichten beim Auffinden von Vorsorgevollmachten. Man sollte aber auch immer bedenken, dass es in der Regel ja eher schnell gehen sollte. Beispiel: Der Vater hat plötzlich einen Schlaganfall, und es müssen rasch wichtige Entscheidungen getroffen werden. Für solche Fälle sollten jeweils eine Kopie der Vorsorgevollmacht etwa beim Hausarzt und eine weitere im eigenen Zuhause oder sogar in der Geldbörse leicht zu finden sein. Ein Beispiel für solch eine Vollmacht findet sich im Internet.[34]

2. Betreuungsverfügung

Trotz Vorsorgevollmacht könnte es aus verschiedenen Gründen notwendig werden, dass jemand von Gerichts wegen zum Betreuer bestimmt werden muss. Dann kann man festlegen, dass der Bevollmächtigte auch Betreuer wird. Etwa mit dieser Formulierung:

»Sollte trotz dieser Vollmachten aus Rechtsgründen die Einleitung einer Betreuung erforderlich werden, so soll der zu I benannte Bevollmächtigte zum Betreuer bestellt werden.«

3. Patientenverfügung

Mit einer Patientenverfügung können Richtlinien zur medizinischen Behandlung festgelegt werden. Nur für den Fall, dass man selbst nicht mehr entscheidungsfähig ist. Zwar lässt sich in der Patientenverfügung einiges festlegen, aber es bleibt in der konkreten Situation stets ausreichend Interpretationsspielraum, den zu füllen es einen nahen Menschen braucht. Jemand, der einen ausreichend gut kennt, der um die Haltung weiß, die man zu den nun anstehenden Entscheidungen hat, und der für die Gespräche mit den Ärzten auch den nötigen Durchsetzungswillen mitbringt. Viele der Verfügungen enthalten etwa keine Angaben für die Frage: Magensonde, ja oder nein? Ein nicht unwesentliches Detail. Deshalb besteht das perfekte Dreamteam aus Patientenverfügung UND Vorsorgevollmacht, aus einem Menschen, der eingearbeitet ist in unsere Bedürfnisse, unsere Wertvorstellungen dem Leben und dem Sterben gegenüber, und aus einer Anleitung, was genau wir wünschen und eben nicht. Eine Patientenverfügung muss schriftlich abgefasst werden. Auch hier bietet eine beim Hausarzt niedergelegte Verfügung Sicherheit. Obwohl es vom Gesetzgeber nicht gefordert wird, ist es darüber hinaus sinnvoll, die Patientenverfügung etwa alle zwei Jahre zu überprüfen, gegebenenfalls zu korrigieren und diese Überprüfung jeweils mit dem aktuellen Datum und einer erneuten Unterschrift zu versehen. Kommt man ins Krankenhaus, sollte man immer darauf hinweisen, dass man eine Patientenverfügung hat. Sie sollte außerdem möglichst konkret formuliert sein. Meint: Vage Begriffe wie »unerträgliches Leben« oder »qualvolles Leiden« bieten zu viel Deutungsmöglichkeiten. Es gilt, sachlich nachvollziehbare Kriterien aufzustellen. Als Hilfestellung und um überhaupt einmal zu dokumentieren, um welche Entscheidungen es geht, hat das Bundesministerium der Justiz eine Sammlung von Textbausteinen veröffentlicht, die sich für die Erstellung einer Patientenverfügung eignen.[35] Sie sind als

›Formulierungshilfen‹ gedacht und nicht als Vorlage. Es ist wenig sinnvoll, wirklich ALLE genannten Eventualitäten schriftlich klären zu wollen. Eine Patientenverfügung, deren Umfang es mit dem des Berliner Telefonbuchs aufnehmen kann, hat geringe Chancen, Gehör zu finden. Es kommt sowieso immer anders, und außerdem muss der Arzt erst noch geboren werden, der die Zeit hat, sich gründlich einzulesen. Im Idealfall hat man einen Menschen seines Vertrauens, der nun Betreuer ist oder im Besitz der Vorsorgevollmacht und der im Zweifel in unserem Sinne entscheidet.

Vermutlich fällt Ihnen gerade etwas immens Wichtiges ein, das gerade jetzt sehr viel dringlicher ist. Wäsche aufhängen zum Beispiel, sich die Nägel lackieren oder die Sockenschublade reorganisieren. Es sind aber genau diese Details, die am Ende so wichtig sein können. Für die Angehörigen, aber auch für die Ärzte und für den Patienten. Wir haben, wenn man es so ausdrücken will, Glück im Unglück. Obwohl meine Mutter weder eine Vorsorgevollmacht noch eine Betreuungsverfügung hat, wird uns kein Fremder vor die Nase gesetzt. Das ist die gute Nachricht. Die schlechte: dass wir nun plötzlich Entscheidungen in der Größenordnung von Sein oder Nichtsein treffen sollen. Was meine Mutter wirklich gewollt hätte? Wir können es letztlich nur vermuten. Aber wir entscheiden. Als sie extubiert wird, halten wir alle die Luft an. Doch meine Mutter atmet weiter. Damit hat sie sich für eine Verlegung aus der Intensivstation auf die Überwachungsstation qualifiziert und – wir wagen kaum daran zu denken – vielleicht sogar für einen Aufenthalt in einer Reha-Klinik. Noch beim Sterben, das lernen wir nun, gilt es Prüfungen zu bestehen. Auch hier muss man sich dauernd weiterqualifizieren: für Aufmerksamkeit von Ärzten und Pflegern, für eine Behandlung und für eine Rehabilitation. Man traut meiner Mutter nun ein paar Monate mehr Leben zu. Es ist eine Ewigkeit mehr als das Nichts von vor einigen Tagen. Ich werde in fünf Monaten heiraten. Natürlich haben wir uns überlegt, die Hochzeit abzusagen. Andererseits: Vielleicht kann meine Mutter noch dabei sein. Sie hat eine winzige Chance. Sie passt in eine Streichholzschachtel.

Wir sitzen jetzt zu dritt am Bett meiner Mutter. Sie ist weiterhin an alle möglichen Geräte angeschlossen. Nur mit äußerster Anstrengung kämpft sie sich zurück. Je mehr Bewusstsein zurückkehrt, umso deutlicher wird, was die Ärzte als Folge der Hirnblutung und des Hirninfarkts vermutet hatten: Die Welt meiner Mutter hat sich halbiert. Ihre gesamte linke Seite ist aus ihrer Wahrnehmung verschwunden. Ihre Hand, ihr Arm, ihr Bein, alles, was sich links abspielt, hat für sie aufgehört zu existieren. »Neglect« nennt sich das Phänomen, von lateinisch: neglegere = nicht wissen, vernachlässigen. »Ein Neglect-Patient hat Schwierigkeiten, die der Hirnläsion gegenüberliegende Seite seiner Umgebung und auch seines Körpers wahrzunehmen«, lesen wir im Internet-Lexikon Wikipedia. Dort steht, der Patient selbst fände gar nichts Anormales daran, ohne sein Links zu sein. Er vermisst es so wenig wie ein Kamel oder einen dritten Fuß. Wir sind sehr froh über Wikipedia. Denn die Ärzte wollten sich wieder einmal nicht mit den Details aufhalten. Sie sagen uns, es könne sich bei dem wie bei einem Schlaganfallpatienten versteiften Arm und Bein, bei der Unfähigkeit, Reize von links wahrzunehmen, um eine vorübergehende Erscheinung handeln (›Das kommt wieder!‹). Sie sagen uns nicht, dass es sich bei diesem ›vorübergehend‹ um fünfzehn Monate handelt. Das heißt: In diesem Leben wird meine Mutter ihr Links nicht mehr zurückerobern. Was uns auch niemand erklärt: »Neglect« geht unter Umständen mit großen Schwierigkeiten beim Sehen einher. Wir werden meine Mutter später mit Ermunterungen zum Lesen nerven. Wir werden uns nicht erklären können, weshalb es so schwer sein soll, etwa die großen Überschriften auf einer Tageszeitung zu entziffern. Aber so weit sind wir noch lange nicht. Im Moment hat meine Mutter zwar die Augen offen, blickt aber ins Leere. Sie scheint ihre Umwelt kaum wahrzunehmen. Dabei ist es gar nicht so leicht, einfach auszublenden, was hier gerade im Zimmer passiert.

Die Patientin im Nachbarbett weint sich die Seele aus dem Leib. Bei ihr wurde ein Aneuryrisma an einer offenbar für eine OP ungünstigen Stelle festgestellt. Man hat es ihr gerade gesagt. Wo sind hier eigentlich die Rettungsboote? Die Schwimmwesten? Der Schalter, mit dem man sich in das Leben von vor fünf Jahren beamt? Es ist, als wären wir inmitten einer dieser mittelalterlichen Höllendarstellungen gelandet – und zugleich ist es das Paradies. Eben hat man uns gesagt, dass meine Mutter schon morgen in die Reha verlegt wird. Heißt das nicht, dass es weitergeht?

Interview mit Gisbert K.

Worauf man bei der Vorsorge achten sollte und wie es gelingt, das optimale Gleichgewicht von Gleichmut und Planung zu halten, erklärt der Notar a. D., Rechtsanwalt und Spezialist für Erbschafts- und Schenkungssteuerrecht:

Wozu überhaupt Vorsorgevollmacht, Betreuungs- und Patientenverfügung?

Es gibt drei einfache Gründe: Dass Ärzte unter Umständen in Teufels Küche kommen, wenn sie eigenständig Entscheidungen etwa darüber treffen, das Leiden eines Patienten nicht unnötig zu verlängern. Der zweite Punkt: Dass niemand die Zeit hat, sich mit dem Menschen, der dort liegt, mit seinen Wünschen und dem, was er für zumutbar befunden hätte, zu beschäftigen. Dann: Dass ein Patient im Koma der ideale Patient ist. Er beschwert sich nicht, man braucht ihn nicht zu füttern. Aber bringt eine Menge Geld. Da kann man es einer Klinik gar nicht verdenken, wenn gesagt wird, den möchten wir noch ein bisschen länger behalten. Womöglich weit länger, als der Patient selbst gern auf Erden bleiben würde.

Ist es nicht schwierig, im Voraus einen Zustand zu definieren, an dem ich bereit bin, anderen die Entscheidung für mich zu überlassen?

Für mich persönlich gibt es da eine ganz einfache Grenze: Das ist der Hirntod. Wenn ich selbst nicht mehr sagen kann, was ich möchte. Wenn ich geistig nicht mehr da bin und feststeht, dass sich daran nichts mehr ändern wird. In diesem Moment muss ein anderer die Entscheidungen für mich treffen.

In den Vordrucken für die Vorsorgevollmacht kann man für die unterschiedlichen Aufgaben verschiedene Menschen benennen. Der eine darf dann vielleicht nur die Post öffnen, der andere Konten verwalten, der nächste die Grundstücke.

Ich kenne ähnliche Aufgabenteilungen aus der Betreuungs-Praxis. Das geht durchaus gut. Aber irgendwann läuft es dann doch so, dass einer alles macht, spätestens, wenn die anderen merken, dass einer der Betreuer besonders gut und engagiert ist. Es ist sehr viel praktikabler, einen zu bestimmen, der alles macht.

Muss die Vorsorgevollmacht denn ausschließlich nur für den Fall gelten, dass ich selbst gar nicht mehr in der Lage bin, Entscheidungen zu treffen?

Es gibt noch sehr viele andere Situationen, in denen sie greifen sollte. Ganz banal etwa, wenn man auf einem Kreuzfahrtschiff festsitzt und wichtige Einschreiben mit Fristen nicht entgegennehmen kann. Ich habe in meiner Vorsorgevollmacht deshalb die Formulierung gewählt: »Im Innenverhältnis soll von dieser

Vollmacht nur Gebrauch gemacht werden, wenn ich wegen Alters, Krankheit oder Abwesenheit nicht in der Lage bin, meine Angelegenheiten selbst zu besorgen.«

Wenn man neben der Vorsorgevollmacht auch noch eine Betreuungsverfügung aufsetzt, sollte man für diese Aufgabe eine weitere Person benennen?

Wozu? Dieser Mensch, den ich einer Vorsorgevollmacht für würdig befunden habe, ist aus den gleichen Gründen für eine Betreuung bestens qualifiziert. In meinem Fall jedenfalls verfüge ich, dass genau dieser Mensch zu meinem Betreuer bestellt werden soll.

Gibt es Empfehlungen, was diesen Menschen auszeichnen sollte?

Idealerweise sollte derjenige natürlich eine Generation jünger sein. Viele nehmen da eines ihrer Kinder, mit dem sie sich besonders gut verstehen. Das sind aber nicht immer diejenigen, die am nächsten wohnen. Es gibt ja dieses Phänomen, dass man sich immer mit denen am besten versteht, die am weitesten entfernt sind. Ich habe schon erlebt, dass mir jemand sagte, meine Tochter in Australien soll die Vollmacht haben. Das geht natürlich nicht. Schon Paris geht nicht, auch nicht Freiburg, zum Beispiel, wenn man in Hessen lebt. Hat man keine Kinder, dann betraut man vielleicht einen guten Freund.

Was spricht gegen einen Betreuer von Amts wegen?

Dass er mich nicht kennt. Es gibt ja mittlerweile sogar Vereine, die solche Betreuungen – manchmal sogar hundertfach – übernehmen. Wie soll so jemand meine Interessen wahrnehmen? Oder umgekehrt: Wie soll derjenige nicht seine Interessen wahrnehmen?

Wäre es überhaupt wünschenswert, wenn alle Menschen eine Vorsorgevollmacht, Betreuungs- und Patientenverfügung haben?

Vorsorge lässt sich wirklich sehr schlecht pauschalisieren. Es gibt ja unendlich viele Möglichkeiten bei den privaten Katastrophen. Es gibt den jungen Familienvater, der vielleicht einen schweren Motorradunfall hatte und nun im Sterben liegt. Dann die 80-jährige Großmutter, die einen Schlaganfall erlitten hat. Jeder Fall ist anders gelagert, und jeder Versuch, da ganz passgenau wirklich jede Eventualität zu berücksichtigen, ist eigentlich zum Scheitern verurteilt. Deshalb plädiere ich für Einfachheit.

Ich würde umgekehrt denken: Da hilft vor allem Liebe zum Detail?

Es ist doch so, dass Sie mit einer Vorsorgevollmacht einen Menschen bestimmt haben, der in Ihrem Sinne entscheidet. Mit dem Sie im Idealfall alles besprochen haben, der Sie kennt und eben auch weiß, was Sie wollen. Damit brauche ich dann in der Patientenverfügung keine epische Aufzählung aller Wechselfälle. So eine Patientenverfügung ist ja für den Fall gedacht, dass ich mich selbst nicht mehr äußern kann. Man kann aber alle möglichen tödlichen Krankheiten haben und trotzdem bis zum Schluss bei Bewusstsein sein. Und: Man kann Ärzten nicht zumuten, eine 23-seitige Patientenverfügung zu studieren. Und das, worum es wirklich geht, steht am Ende gar nicht drin, weil ich ausgerechnet daran nicht gedacht habe.

Wie stelle ich sicher, dass meinen Willensbekundungen auch Folge geleistet wird?

Indem ich sie kurz und knapp halte. Indem sie leicht erreichbar sind. Ich trage zum Beispiel eine Kopie immer bei mir und jeder,

der damit zu tun hat, weiß, wo das Original liegt. Und sie sollte notariell beglaubigt sein. Das ist wichtig. Nicht, um den Notaren Nahrung zu geben. Damit dokumentiere ich, es hat mich einer belehrt. Eine Amtsperson hat festgestellt, dass ich bei mir und nicht von Sinnen gewesen bin. Eine Vorsorge, damit nachher niemand behaupten kann, man sei beim Aufsetzen der Vollmacht und der Verfügung nicht ganz bei Verstand gewesen.

Und wenn der Arzt sagt: Das geht wider meine Ethik?

Natürlich braucht man letztlich auch Freunde und Verwandte, die sich durchsetzen können, und man braucht den richtigen Arzt. Aber letztlich ist das Gesetz heute so, dass eine Patientenverfügung bindend ist.

Ist es nicht heikel, wenn alles in einer Hand liegt? Müsste man nicht auch fürchten, dass da einer schneller an sein Erbe möchte und meinen Willen etwas zu eigennützig auslegt?

Das ist eine ganz wichtige Sache. Ich sage den Leuten oft: Haben Sie schon mal darüber nachgedacht, dass in dem Wort ›Sterben‹ auch das Wort ›Erben‹ enthalten ist? Ohne jemandem etwas unterstellen zu wollen – aber ich empfehle, in einer Patientenverfügung zusätzlich jemand zu benennen, der nichts mit meinem Vermögen zu tun hat, meinen Hausarzt vielleicht oder einen Pfarrer, mit dem Hinweis, dass ich mit ihm auch meine Wünsche besprochen habe und dass er meine Haltung kennt.

Viele schreiben ja, dass sie ohne Aussicht auf ein ›würdiges Leben‹ die Grenze ziehen zwischen Leben und Tod. Aber besteht nicht die Gefahr, dass man als Gesunder eine etwas andere Vorstellung von ›würdig‹ hat als ein Todkranker?

Da muss eben der Betreuer einen sehr gut kennen, um das in seine Entscheidungen mit einzubeziehen.

Viele scheuen sich offenbar genau aus diesen Gründen, in einer Patientenverfügung all das festzulegen.

Ich weiß nicht, ob das so richtig ist. Ich kann nur sagen, dass manche Menschen deshalb schon kein Testament machen, weil sie glauben, sie müssten dann sterben. Andere wiederum haben das Gefühl, etwas sehr Wichtiges erledigt zu haben, und fühlen sich danach richtig gut. Das wird so ähnlich wohl auch für die Vorsorgevollmacht, die Betreuungs- und die Patientenverfügung gelten. Das ist wohl eine Temperamentssache.

Vielleicht hat es auch damit zu tun, dass vielen Menschen heute einfach niemand einfällt, den sie damit betrauen könnten?

Ich sehe es nicht unbedingt als ein großes Manko, wenn längst nicht alle diese Vorsorgemaßnahmen treffen. Ich denke, es birgt auch Gefahren, wäre es ein Massenphänomen. Es würden sich sofort Vereine bilden, die das professionalisieren, Menschen ohne Angehörige zu betreuen. Die sagen: Wir machen das für dich. Es läge doch ziemlich nahe, einfach ein Leben zu verkürzen, indem man sagt, mein Klient hat das so gewollt? Für mich habe ich so etwas wie eine Kurzversion einer Vorsorgevollmacht, Betreuungs- und Patientenverfügung entworfen. Sie enthält alles, was meiner Meinung nach wichtig ist. Nicht mehr, aber auch nicht weniger, und sie ist auf eines meiner Kinder ausgerichtet. Man kann natürlich auch einen guten Freund oder eine gute Freundin nehmen.

Mich haben die Überlegungen von Gisbert K. überzeugt. Aus zwei Gründen: Einmal unter dem Aspekt der notorischen Zeitknappheit in den Kliniken. Außerdem: Für den Notfall vorsorgen bedeutet auch, mit einzukalkulieren, dass es eben gerade dann oft besonders schnell geht und niemand Zeit hat, sich in epische Ausführungen einzulesen. Zweitens gelten die Vorsorgevollmacht, die Betreuungs- und Patientenverfügung ja wirklich nur für den Fall, dass man sich selbst nicht mehr äußern kann. Also längst nicht für alles, was einem das Schicksal so zumutet. Ich finde deshalb die eigenen Vollmachten des Notars a. D. so empfehlenswert, dass wir sie hier abdrucken.

Vorname, Name,
Straße, PLZ, Ort

Vorsorgevollmacht, Betreuungs- und Patientenverfügung

I. Vorsorgevollmacht

(1) Hiermit erteile ich …

Name, Vorname, Geb.datum, Anschrift, Telefon
(nachstehend auch kurz »Der Bevollmächtigte« genannt)

umfassend VOLLMACHT, mich in allen Angelegenheiten gerichtlich und außergerichtlich sowie persönlich zu vertreten und zu umsorgen. Im Außenverhältnis ist diese Vollmacht uneingeschränkt.

(2) Im Innenverhältnis soll von dieser Vollmacht nur Gebrauch gemacht werden, wenn ich wegen Alters, Krankheit oder Abwesenheit nicht in der Lage bin, meine Angelegenheiten zu besorgen.

(3) Die Vollmacht ist umfassend und soll auch über meinen

Tod hinaus wirksam sein. Der Bevollmächtigte handelt allein unter Vorlage dieser Vollmacht. Er ist von den Beschränkungen des § 181 BGB befreit und berechtigt, von allen behandelnden Ärzten Auskunft zu verlangen sowie meinen Aufenthaltsort zu bestimmen.

II. Betreuungsverfügung

(1) Sollte trotz dieser Vollmacht aus Rechtsgründen die Einleitung einer Betreuung erforderlich werden, so soll der zu I. benannte Bevollmächtigte zum BETREUER bestellt werden.

(2) Unser Betreuer soll die Angelegenheiten so besorgen und die Betreuung so führen, wie es meinem Wohl und meinem tatsächlichen oder mutmaßlichen Willen entspricht. Dazu gehört auch, dass ich im Falle einer Pflegebedürftigkeit (falls häusliche Pflege nicht möglich ist) in einem guten Altenpflegeheim untergebracht werde, dessen Zuschnitt und Komfort meiner bisherigen Lebensführung entspricht.

III. Patientenverfügung

(1) Für den Fall eines kompletten Funktionsausfalls des Gehirns und/oder wenn unfall- oder krankheitsbedingt nach übereinstimmender Ansicht der mich behandelnden Ärzte keine Aussicht auf ein würdiges Weiterleben gegeben scheint, sollen bei mir keine Apparaturen und Medikamente eingesetzt oder Eingriffe vorgenommen werden, die lediglich lebensverlängernd wirken.

(2) In diesem Falle wünsche ich weder Reanimation noch künstliche Ernährung gleich welcher Art, bitte aber dringend

um eine schmerzstillende Medikation, auch wenn (dadurch bedingt) bei mir der Tod früher eintreten sollte.

(3) Den Inhalt dieser Patientenverfügung habe ich mit meinem Hausarzt (meinem Pfarrer) Herrn / Frau

Dr. med. Name, Vorname, Straße, PLZ, Ort, Telefon

mehrfach eingehend besprochen. Mein Hausarzt (Pfarrer) kann jederzeit bestätigen, dass ich meinen Sterbewunsch wohl erwogen habe und dass ich es ernst meine. Ich unterschreibe diese Verfügung nach sorgfältiger Überlegung als Ausdruck meines Selbstbestimmungsrechtes.

(4) Ich möchte in Würde sterben können, nach Möglichkeit in meiner vertrauten Umgebung und in der Nähe / im Kontakt mit meinen Angehörigen und meinen Freunden.

Nicht einverstanden bin ich damit und widerspreche schon heute ausdrücklich, dass mir in der aktuellen Situation eine Änderung des heute bekundeten Willens unterstellt wird.

PLZ, Ort, Datum,
Unterschrift

Vom Singen in den Rettungsbooten

Die Klinik habe einen ausgezeichneten Ruf. Das sagt der Sanitäter auf der Fahrt in die neurologische Frührehabilitation. Das sagten auch die Bedienung im Café und die Metzgereifachverkäuferin, bei der ich am Abend einkaufe. Ich würde diesen Satz am liebsten auf Autogrammkarten drucken lassen und alles, was die Klinik über sich im Internet schreibt: »Im Mittelpunkt der Bemühungen stehen der Mensch und seine Angehörigen.« Und: »Die schwere Betroffenheit, die durch die Erkrankung des Nervensystems hervorgerufen wird, braucht eine frühe und individuelle Förderung, die das soziale Umfeld der Patienten mitberücksichtigt.« Es wird ein Therapie-Portfolio geboten, das mehr Menüpunkte hat als die Speisekarte eines Chinarestaurants. Haben Sie Zeit? Dann gebe ich Ihnen gern ein paar Kostproben: Aktivierende Pflege, Führung und Förderung bei allen Aktivitäten des täglichen Lebens, Kinaesthetics, Basale Stimulation®, Wahrnehmungsförderung, nach Christel Bienstein und Andreas Fröhlich, Lagerungen nach dem Bobath-Konzept, FO-Therapie nach Kay Combes; Basale Stimulation, Anbahnung von Kommunikation, frühe kognitive Förderung einschließlich Orientierungstraining sowie die Behandlung von Wahrnehmungsstörungen nach dem St. Gallener Konzept, facio-orale Therapie nach den Konzepten von Kay Coombes und Castillo Morales, Behandlung von Schluck- und Essstörungen, klinische Schluckdiagnostik, Trachealkanülenmanagement, Behandlung von Facialisparesen, wenn möglich »oraler Kostaufbau«. Zudem: Physiotherapie, Heilerziehungspflege, Maltherapie und etwas, das sich ›Recreation‹ nennt, »die Förderung von alltagspraktischen, motorischen, kognitiven Fähigkeiten, sozialer Interaktion, Kommunikation, Aktivität und Eigeninitiative im Umgang mit Hilfsmitteln«. Dazu wird noch das »Erlernen von Kompensationsstrategien, Unterstützung im Umgang mit der veränderten Lebenssituation im Klinikbereich« geboten. »Konkrete Ziele der Therapie mit unseren Patienten sind: Förderung von Orientierung und Krankheitsverständnis, Unterstützung bei der Krankheitsverarbeitung, Verbesserung der Kommunikation, Verbesserung der Aufmerksamkeits- und Gedächtnisleistungen, Stressreduktion/Entspannung, neuropsychologische Diagnostik und Training zu den Bereichen Verhalten, Wahrnehmung, Aufmerksamkeit, Gedächtnis und Denken, Psychotherapeutische Interventionen bei Verhaltensstörungen, psychologische Beratung der Angehörigen.«

Meine Mutter, durch die Komplikationen bei der OP linksseitig gelähmt, mit einem Blasendauerkatheter und in Windeln, noch kaum in der Lage zu sprechen oder auf ihre Umwelt zu reagieren, mit massiven Schluckproblemen und einer Nasensonde für die Ernährung, kann jede einzelne Unterstützung brauchen. Und ehrlich, wäre auch schön, wenn endlich mal jemand mit uns Angehörigen sprechen würde. Ich rufe meinen Vater und meine Schwester an und sage: »Das hier ist toll. Es sieht zwar alles etwas alt aus, die Flure sind wahnsinnig eng, das Haus total verwinkelt, und irgendwas Ansteckendes scheint hier im Gange zu sein. Es heißt MRSA, ich habe da so ein Warnschild auf dem Besucher-WC gesehen. Noch nie davon gehört – aber die Krankenschwestern sind so nett.« Ich buche uns Ferienzimmer, später eine Ferienwohnung. »Auf unbestimmte Zeit.« Die Vermieterin sagt: »Die Klinik hat wirklich einen ausgezeichneten Ruf.«

Gleich am nächsten Tag sind wir wieder am Bett meiner Mutter. Die Ergotherapeutin schaut vorbei und stellt massive Schluckprobleme fest. Danach sehen wir sie zehn Tage nicht mehr. Am zweiten Tag treffen wir den Oberarzt im Zimmer meiner Mutter. Auch er bleibt fortan verschwunden. Von all den wunderbaren Therapiemöglichkeiten, derer sich die Klinik rühmt, wird lediglich Physiotherapie angewandt. Meine Mutter ist gleich verliebt in den jungen Mann, der nun fünf Mal die Woche versucht, sie zu mobilisieren. Wir hoffen immer noch, dass wir sie in einem Rollstuhl in ihren geliebten Garten werden fahren können. Von Tag zu Tag wird sie munterer, kehrt mehr Bewusstsein zurück. Bloß die Wochentage geraten ihr immer wieder durcheinander, ebenso wie die Uhrzeit. Auch die Buchstaben gebärden sich wie austrainierte Dadaisten. Sie wollen keinen Sinn ergeben. Egal, wie groß sie sind. Also lesen wir ihr vor. Aus Zeitungen und Romanen, aus ihren geliebten Kinderbüchern von Astrid Lindgren. Wir schauen gemeinsam fern. Wir reden viel. Über alles Mögliche. Die Familie, ihre Kindheit, über das, was uns das Boulevardfernsehen täglich serviert. Worüber wir nicht sprechen: dass sie bald sterben wird. Sie fragt nicht danach, was mit ihr los ist. Und wir sehen keinen Anlass, von uns aus mit dem nahen Ende anzufangen. Wie sagt man einem innigst geliebten Menschen auch, dass es keine Hoffnung gibt? ›Übrigens, du hast bloß noch ein paar Wochen. Höchstens‹? Oder: ›Dieses Jahr brauchst du dir endlich keine Gedanken über die perfekten Weihnachtsgeschenke für deine Enkel zu machen?‹ ›White lies‹ nennt man diese Gefälligkeits-Lügen, mit ihren fließenden Übergängen zu Feigheit und Bequemlichkeit. Wir haben Angst. Auch davor, meine Mutter könne jegliche Motivation etwa für die Anstrengungen der Physiotherapie verlieren, sich fühlen wie Iwan Iljitsch in Leo Tolstois Novelle »Der Tod des Iwan Iljitsch«: »umgeben von seinen zahlreichen Bekannten und seiner Familie in einer Einsamkeit, wie sie vollkommener nicht zu finden war: weder auf dem Grunde des Meeres, noch im Schoße der Erde«.[36] Wir könnten etwas Fachpersonal in dieser Sache gebrauchen. Eine Anleitung: »Wie erkläre ich meiner Mutter, dass sie unheilbar krank ist?« »Wie helfen wir ihr und uns, uns zu verabschieden?«

War uns nicht Förderung von Orientierung und Krankheitsverständnis, Unterstützung bei der Krankheitsverarbeitung, Verbesserung der Kommunikation, Verbesserung der Aufmerksamkeits- und Gedächtnisleistungen, Stressreduktion/Entspannung, neuropsychologische Diagnostik und Training zu den Bereichen Verhalten, Wahrnehmung, Aufmerksamkeit, Gedächtnis und Denken, Psychotherapeutische Interventionen bei Verhaltensstörungen und psychologische Beratung der Angehörigen versprochen worden? Die Zusammenfassung ist eine blasse kleine Frau, die sich als ›Seelsorgerin‹ vorstellt. Im Internet gibt sie als Referenz ›theologisches Wissen‹ und ›Lichtheilerin‹ als weitere Qualifikation an. Sie sei für uns da, wenn wir reden wollten! Auf keinen Fall! Nicht mit jemandem, der Botschaften von »Lichtwesen aus der göttlichen, lichten Dimension« empfängt.

Dann bekommen wir noch ein weiteres Gesprächsangebot. Die Sozialarbeiterin bittet uns zu einem Termin. Wir denken: Endlich! Jetzt werden wir darüber reden, welche Therapien aus dem gigantischen Angebot bei meiner Mutter angewandt werden. Stattdessen fragt uns die Sozialarbeiterin, ob wir schon einen Pflegedienst hätten. Meine Mutter werde ja nächste Woche entlassen. Ein längerer Aufenthalt würde sich bei ihrer Prognose ohnehin nicht lohnen. Ich bin wie vom Donner gerührt. Meine Mutter ist gerade mal zwei Wochen hier. Selbst die Krankenschwester, der ich davon erzähle, ist empört: »Das gibt es doch nicht! Machen Sie bloß Ärger. Die, die den meisten Ärger machen, die bekommen hier immer, was sie wollen. Einfach, damit sie ruhig sind.«

»Die Klinik hat einen ausgezeichneten Ruf«, höre ich nun auch von der Krankenkassen-Sachbearbeiterin. Ich habe angerufen, um mich zu beschweren. Ich argumentiere, man würde die Klinik sicher nicht allein dafür bezahlen, damit meine Mutter mal woanders schläft. Ich erfahre: Im Prinzip ist die Pauschale, die man der Klinik für den Aufenthalt meiner Mutter bezahlt, so kalkuliert, dass theoretisch ALLE

Therapieangebote damit finanziert sind. Ich sage, wenn sie nur einen Bruchteil der Therapieangebote bekommt, wäre das doch so, als würde man eine Mercedes-C-Klasse-Limousine bestellen und bezahlen, aber bloß den Rückspiegel eines Smart geliefert bekommen? Die Kasse denkt anders. Es sei den Ärzten überlassen, zu entscheiden, wie viel Therapie ein Patient verträgt. Vielleicht sei meine Mutter einfach noch nicht in der Verfassung für mehr? Aber wenn dem so wäre, weshalb schickt man sie dann nach Hause? Ich setze mich nun auch mit der Pressestelle der Krankenkasse in Verbindung. Ich bin Journalistin, sage ich, und ich plane ein Behandlungstagebuch zu veröffentlichen. Ich möchte wissen, wozu man meine Mutter eigentlich in eine Reha-Klinik schickt, wenn keine Reha stattfindet. Die Pressestelle schreibt mir: »Die Klinik hat einen hervorragenden Ruf.« Man habe nur die allerbesten Erfahrungen mit ihr gemacht. Trotzdem wolle man den Medizinischen Dienst informieren.

Jetzt geht alles ganz schnell. Nach der Devise »Pimp my Reha« beginnen die Schwestern plötzlich hektisch die Stundenpläne und Wochenkalender der Patienten, die über ihren Betten hängen, mit Terminen randvoll zu schreiben. Alles wird nun zum Event. Sogar das ganz reguläre Waschen und Windeln morgens. »Aktivierende Pflege« steht nun quer über alle fünf Tage der Arbeitswoche. Täglich soll es »Ergo« geben und einmal die Woche »Hep«, »Heil- und Erziehungspflege«. Zusätzlich bekommen meine Schwester und ich einen Termin beim Oberarzt. Gewöhnlich muss man solche Audienzen zwei Wochen im Voraus anmelden, hatte man uns gesagt. Der Oberarzt, sichtlich verärgert, behauptet, bei der geplanten Entlassung meiner Mutter hätte es sich bloß um ein Missverständnis gehandelt. Was die leeren Kalenderblätter anbelangt, habe man meine Mutter eben nicht mit zu vielen Angeboten überfordern wollen. Und dann macht er uns, wie schon einer seiner Kollegen zuvor, Angst. Durch die Hirnblutung meiner Mutter, behauptet er, könnten Metastasen in den ganzen Körper gelangt sein. Am liebsten würden wir ›Huch!‹ sagen, und: ›Gibt es tatsächlich eine Steigerung von ›so gut wie tot?‹ Wir werden uns später erkundigen und erfahren, wie äußerst selten eine solche Streuung vorkommt. Was er vermutlich vor allem meint: Wir sollen uns nicht einbilden, einen kleinen Sieg errungen zu haben, im Angesicht der finalen Niederlage – dem Tod meiner Mutter. Offenbar dürstet es den Oberarzt nach Satisfaktion für den Besuch des Medizinischen Dienstes, das Anschwärzen seines Reviers. Dann sagt er, als sei es die größte Zumutung überhaupt: »Immer wollen alle das Beste für ihre Angehörigen!« Ja, was denn sonst? Pest und Cholera? Immerhin erscheint nun am gleichen Tag die Ergotherapeutin. Gemäß der uns eben noch so ausführlich auseinandergesetzten ›Behandlungspolitik‹ »nicht zu viel auf einmal« kommt sie direkt nach der Physiotherapie. Meine erschöpfte Mutter schläft.

In den Gängen der Reha-Klinik können wir die Pläne für einen Ausbau bewundern. Fast 80 Prozent gibt das zuständige Bundesland als Fördermittel. Nötig hätten es die Klinikkonzerne nicht. Die Unternehmen verzeichnen ein kontinuierliches Wachstum mit Milliarden-Umsätzen. Erstaunlich für eine Branche, der man nachsagt, ähnlich gewinnträchtig zu sein wie Lehman-Brothers-Aktien, und aus der sich der Staat angeblich genau deshalb schneller verabschiedet, als man Tschüss sagen kann. In keinem Land der Welt werden so viele Kliniken privatisiert wie in Deutschland. Laut Ver.di liegt der private Marktanteil mit 18 Prozent noch vor den USA.[37] So entstehen immer größere Ketten mit immer mehr Macht und stets nachwachsenden Begehrlichkeiten nach immer mehr Krankenhausübernahmen. Man kann sich nur darüber wundern, dass die eine Seite unendlich erleichtert ist, diese vermeintlichen Geldverbrennungsanlagen loszuwerden, und das selbstredend ausschließlich nur im Interesse der Staatsfinanzen und damit des Steuerzahlers, während die andere Seite offenbar eng mit Merlin dem Zauberer und der Fee aus Cinderella zusammenarbeitet, weil sie jedes angeblich noch so defizitäre Krankenhaus pronto in ein überreich sprudelndes Profit-Center verwandelt. Es ist, als würde man aus einem lichterloh brennenden Haus flüchten, während einem einige sehr gut gelaunte Menschen mit Umzugskisten entgegenkommen. Kein Wunder. Eigentlich brennt es nämlich gar nicht. Oder höchstens ein bisschen. Es wird bloß viel Rauch gemacht. Gern von Unternehmensberatungen, die den Kliniken eine aussichtslose Finanzschieflage attestieren und dabei nicht selten einen Hang zum Drama offenbaren, der eigentlich auf die Bühne gehört. Die kommunalen Träger sind deshalb für jeden Strohhalm, den ihnen ein Klinikkonzern reicht, so dankbar, dass sie liebend gern noch eine ›Investitionsförderung‹ drauflegen. Ein weiterer Vorteil für die Konzerne: der häufig so erstaunlich niedrige Kaufpreis von Kliniken, der oft deutlich unter Marktwert liegt.

So auch bei der Privatisierung der Uniklinik Marburg/Gießen: Beide Klinikstandorte hatten zum Zeitpunkt des Verkaufs einen geschätzten Verkehrswert von 700 bis 1.000 Millionen Euro. Die Rhön AG zahlte allerdings nur 112 Millionen, von denen das Land Hessen postwendend 100 Millionen zur Förderung von Forschung und Lehre am UKGM stiftete. Unterm Strich erbrachte der Verkauf der Kliniken also nur 12 Millionen. »Bemerkenswert ist in diesem Zusammenhang, dass die Rhön AG vertraglich nicht verpflichtet wurde, am Uniklinikum Forschung und Lehre sicherzustellen. Die hessische Landesregierung rechtfertigte den niedrigen Kaufpreis damit, dass sich die Rhön AG zu Investitionen von 367 Millionen in den nächsten Jahren verpflichtet habe.«[38]

Man kann darüber streiten, ob für die Gesundheit Regeln gelten sollten wie etwa für die Schraubenproduktion. Ob es nicht eines der wichtigsten Argumente für Steuern überhaupt ist, damit Dinge zu finanzieren, die sich nun mal nicht unmittelbar rechnen müssen. Solche wie Schwimmbäder, soziale Einrichtungen, Schulen, und eben auch Krankenhäuser, Reha-Kliniken. Woran sonst sollte man die Unterschiede zwischen einer Demokratie und einer Solarien-Kette erkennen? Und: Steht es nicht im krassen Widerspruch zu der im Grundgesetz verankerten Daseinsvorsorge des Staates, wenn er sich sukzessive aus diesen Bereichen verabschiedet? Zumal er damit den Weg für Arbeitsverhältnisse frei macht, die eines Sozialstaats nicht würdig sind. Seit Beginn der großen Privatisierungswelle im Jahre 1995 sind allein in der Krankenpflege rund 50.000 Vollzeitstellen abgebaut worden. Nach einer Befragung des Deutschen Instituts für angewandte Pflegeforschung (dip)[39] gaben 60 Prozent der befragten Pfleger und Pflegerinnen an, es sei längst nicht in jeder Schicht ausreichend examiniertes Personal vorhanden, um eine fachliche Versorgung sicherzustellen. Weiter geben 40 Prozent der Beschäftigten an, ein »arbeitsgefährdendes Überstundenkontingent« angehäuft zu haben. »Heute müssen in den Kliniken jährlich rund eine Million Patienten mehr als 1995 medizinisch versorgt und pflegerisch betreut werden. Die Patienten-Pflegekraft-Quote hat sich damit um 23 Prozent erhöht. Zugleich nimmt die Pflege- und Betreuungsbedürftigkeit der Patienten zu. Die Arbeitsbelastung des Pflegepersonals steigt demzufolge flächendeckend an. Im Jahre 2006 sind so viele Überstunden geleistet worden, dass dafür rund 5.000 Pflegekräfte mehr hätten eingestellt werden müssen.«[40]

Immer häufiger ersetzen Gesundheitsunternehmen zudem feste Stellen durch günstigere Leiharbeit und drücken so die Lohnkosten. »Im Gesundheitsbereich entwickelt sich eine zweite, niedrigere Lohnschiene, die immer mehr Unternehmen erreichen wollen«, sagt Gerhard Denzel, Leiharbeitsexperte der Ver.di-Bundesverwaltung.[41] Lohnkürzungen bis zu 30 Prozent bei gleichzeitiger Verlängerung der Arbeitszeit, Kürzung der Urlaubstage und der Zusatzleistungen sind dann die Regel. Die Mitarbeiter arbeiten formal für eine andere Firma und können von ihr, ohne Stress mit dem Betriebsrat, jederzeit an die Luft gesetzt werden. Auch geht man offenbar vermehrt dazu über, Personal zu beschäftigen, das sich in einem Schnellkurs zum ›Gesundheitsassistenten‹ qualifiziert. Mit welchen Folgen, lässt sich nur erahnen. »Für Deutschland gibt es bislang keine Untersuchung, die einen systematischen Vergleich der Versorgungsqualität in öffentlichen und privaten Krankenhäusern erlauben würde«, so die Sozialwissenschaftler Thorsten Schulten und Nils Böhlke in ihrer für das Wirtschafts- und Sozialwissenschaftliche Institut der Hans Böckler Stiftung durchgeführten Analyse der Krankenhausprivatisierungen.[42] Sie schreiben: »Insgesamt scheint es keinen Zusammenhang zwischen den Behandlungsergebnissen und der Trägerschaft der Krankenhäuser zu geben. Für die USA wurde aber nachgewiesen, dass die Mortalitätsrate in privaten, profitorientierten Krankenhäusern erheblich höher ist als in nicht profitorientierten Kliniken.«

Es ist eine schreckliche Fehlkalkulation, etwas als Zuschussgeschäft zu bezeichnen, mit dem sich Unschätzbares generieren lässt: Vertrauen in den Staat, in das Gefühl von Sicherheit und Stabilität. Die so lebenswichtige Gewissheit: Wir sind Menschen, wir helfen einander, wir müssen uns nicht ›rechnen‹. Gerne wird behauptet, man wolle mit dem Ausstieg aus der ›Vollversorgung‹ die Eigeninitiative der Bürger stärken. Doch das Einzige, auf das die Privatisierungswelle ähnlich wachstumsfördernd wirkt wie Gülle auf Kartoffeln, sind die Gewinne der Konzernbetreiber. Erwirtschaftet mit möglichst wenig Personal für möglichst viele Patienten, mit weniger Betten, in denen mehr Patienten in kürzerer Zeit behandelt werden müssen. Im März 2011 unterzeichneten 688 bei der Helios-Kliniken GmbH beschäftigte Ärzte deshalb ein Schreiben an den Helios-Geschäftsführer Francesco De Meo, in dem sie beklagten: »An die Stelle medizinisch motivierter Entscheidungen tritt zunehmend ein Kampf um die Einhaltung betriebswirtschaftlicher Vorgaben und Benchmark-Erfüllung.«[43] Auch von der Universitätsklinik Marburg/Gießen hörte man ähnliche Klagen: Eine adäquate Versorgung von Kranken sei wegen der angespannten Personallage nicht gewährleistet.[44]

Zunehmend werden Kliniken und damit Kranke zum Treibgut internationaler Finanzströme, der Patient zur Kuh, die man nahezu unbegrenzt melken kann. Noch sind längst nicht alle Gewinnmöglichkeiten ausgeschöpft. Was spricht dagegen, die Patienten in den privaten Kliniken einen Teil selbst zahlen zu lassen? Sich bloß noch auf die profitabelsten Behandlungen zu kaprizieren, während man die Basisversorgung oder die extrem teuren Einzelbehandlungen den öffentlichen Kliniken überlässt? Behandlungen anzuwenden, nur weil sie gut bezahlt werden, auch wenn sie dem Patienten eher schaden? Andere zu unterlassen, die notwendig wären, wenn der ›Ertrag‹ nicht stimmt? Alles ist möglich, wenn finanzieller Nutzen dem Patientenwohl vor die Nase gesetzt wird. Natürlich klingt es in den PR-Hochglanz-Broschüren deutlich freundlicher. So wie es der Klinikkonzern, in dessen Niederlassung meine schwerstkranke Mutter nun gerade kurz vor dem Rausschmiss stand, formuliert: »Wir bieten hochwertige medizinische Versorgung unter wirtschaftlichen Bedingungen.«

Die ›wirtschaftlichen Bedingungen‹ erklären wohl auch die vielen Teilzeitkräfte auf der Station und die auffällig sparsame Dosierung von Personal am Wochenende. Einmal fragt eine Anghörige der Mitpatientin meiner Mutter eine der Pflegerinnen, ob man den Patienten vielleicht Beruhigungsmittel verabreiche, um ihre Bedürfnisse an den Personalschlüssel anzupassen. Ihre Tante sei stets nur an den Wochenenden so auffällig schläfrig. Am Wochenende ist leider auch nicht genug Personal da, um meine Mutter in den Rollstuhl zu setzen, damit wir mit ihr an die frische Luft fahren können. Also bleibt sie im Bett. Sie muss umgelagert werden. Das tun wir nun selbst, weil es einfach zu lange dauert, bis jemand kommt. Die ständig wechselnde Besetzung des Klinikpersonals sorgt für Unstimmigkeiten, auch bei der

Behandlung. Etwa bei der Frage, wie schnell die Sondenkost durch den Tropfenzähler laufen soll. Kein unwesentliches Detail. Meine Mutter hat Durchfall. Es könnte daran liegen, dass die Schlagzahl des Tropfenzählers zu hoch ist, meint ein Pfleger und reduziert. Die nächste Schwester erhöht. Sie sagt, der Pfleger habe keine Ahnung. Er darf aber trotzdem mit Schwerstkranken hantieren. Das scheint auch für die Stationsärztin zu gelten. Als sie meiner liegenden Mutter einmal die Lunge abhören will, hilft sie ihr nicht etwa dabei, sich aufzusetzen, damit sie mit dem Stethoskop am Rücken die Lunge abhören kann. Die Ärztin drückt einfach mit aller Gewalt eine Schulter meiner Mutter hoch. Ich habe schon Matratzen vorsichtiger angehoben, um neue Laken aufzuziehen. Die ›Heilunderziehungspflege‹, mit der man den Terminkalender meiner Mutter so eilfertig aufgerüscht hatte, entpuppt sich als einfaches Quiz. Fünf Patienten mit schweren Hirnschädigungen spielen vierzig Minuten lang »Wer wird Millionär?«. Meine Mutter steckt dabei alle locker in die Tasche. Während ihres sechswöchigen Aufenthalts wird sie drei solcher Termine haben, ohne dass der Therapeutin das Wesentliche auffällt: Durch das »Neglect« kann meine Mutter nicht mehr lesen. Sätze und Worte zerfallen für sie in sinnlose Buchstaben. Auch einfache Zuordnungen, wie etwa eines Apfels zu einem Baum oder eines Rades zu einem Auto, sind ihr nicht mehr möglich. Ergotherapie gibt es nun auch. Die Therapeutin legt ihre Termine auf die Essenszeiten, damit meine Mutter sitzt und sie mit ihr das Schlucken üben kann. Mit Essen, das aussieht und riecht, als hätte es die Katze schon mal verdaut. Meine Mutter mag es nicht, und entsprechend hoch ist ihre Motivation für das Schlucktraining. Anfangs bringen wir noch mit, worauf meine Mutter Lust hat: Kartoffelsalat, Schokolade, Pudding. Aber uns wird gesagt, das sollten wir lieber bleiben lassen.

Wir bekommen Reha-Routine: Frühstück in der Ferienwohnung. Aufbruch in die Klinik. Mittagspause, wenn meine Mutter ihr Nickerchen macht. Abends noch ein Spaziergang durch den Ort. Alle paar Tage fahren meine Schwester und ich im Wechsel nach Hause. Zwischendurch versuchen wir zu arbeiten. Wir brauchen beide nur einen PC für unsere Jobs. Trotzdem ist es schwierig, sich immer mal wieder Zeit dafür abzuknapsen.

Im Hof der Pension, im Zug, im Besucher-Café der Klinik. Mein Vater bleibt fast durchgängig bei meiner Mutter. Abends essen wir immer in demselben Restaurant. Mein Vater Schnitzel, meine Schwester und ich entweder einen Salat oder Toast Hawaii. Einmal stoße ich mit meinem Vater an. »Auf die Hoffnung!«, sagt er. »Das ist jetzt nicht dein Ernst!«, sage ich. »Doch«, meint er. »Hoffnung gibt es immer.« Und: »Wir haben es doch auch schön.« Er hat recht. Es ist auch eine gute Zeit, diese letzte mit meiner Mutter. Und ja, ich würde sie noch einmal erleben wollen. Wir lachen viel, wir reden, wir lesen vor. Wir spielen »Stadt-Land-Fluss« (Beruf mit ›B‹? »Bienenstichhersteller«!). Man kann nicht dauernd ›Todtodtodtodtod‹ denken und fühlen. Und wozu auch? Das Sterben kommt ja sowieso, und es wird nicht einfacher, wenn wir es uns jetzt schon dauernd vorstellen. Wir halten uns nun an Voltaire: Das Leben ist ein Schiffswrack, aber wir dürfen nicht vergessen, in den Rettungsbooten zu singen.«[45]

Die Bettnachbarin meiner Mutter sieht das genauso. Ihr wurde ein Stück des Schädels herausgeschnitten, das nun, damit es frisch bleibt, in ihrem Bauch eingepflanzt zwischengelagert ist. Mit dem Hemikraniektomie genannten Eingriff wird der Druck ausgeglichen, damit das geschwollene Gehirngewebe (Folge eines gutartigen Hirntumors oder der folgenden Operation – so genau erfahren wir das nicht) sich nach außen ausdehnen kann. Es sieht etwas beängstigend aus, wie sich da unter einer sehr dünnen Haut ihre Schaltzentrale so schutz- und haltlos hervorwölbt. Aber die Kroatin macht einen ähnlich verzagten Eindruck wie Arnold Schwarzenegger in »Terminator«. Man hat sie aus einer anderen Station zu meiner Mutter verlegt. Sie sei, raunt mir eine Schwester zu, einer Pflegerin und dem Arzt gegenüber handgreiflich geworden. Auch auf ihrem neuen Liegeplatz setzt sich die Patientin durch. Trotz des strengen Verbots, das Gelände zu verlassen, packt ihr Mann, der täglich nach der Arbeit aus 100 Kilometern Entfernung anreist, seine Frau abends in den Rollstuhl, und gemeinsam mit dem erwachsenen Sohn zieht das Trio in die Gaststätte auf der gegenüberliegenden Straßenseite. Als eine der bizarren Nebenwirkungen des Tumors hat die Frau die Fähigkeit verloren, Deutsch zu sprechen. Aber sie versteht alles und sie kann herrlich Grimassen schneiden. Für jede Zumutung auf der Station eine andere. Die Schwestern nähern sich ihr mit einer Mischung aus Resignation, Angst und, ja auch das: Anerkennung. Sie bleibt nicht lange.

Das frei gewordene Bett bezieht eine Privatpatientin. Sie hatte eine Hirnblutung und hat nun eine schwere OP hinter sich. Wegen eines Luftröhrenschnitts kann sie weder sprechen noch essen. Es ist ein sehr heißes Frühjahr, die Temperaturen im Zimmer sind extrem schweißtreibend. Die Ergotherapeutin eilt nun gleich mit in Zitronenwasser getauchten und dann tiefgekühlten Wattestäbchen an ihr Bett und streicht ihr damit sanft den Mund aus. Meine Schwester und ich sind gerade da. Wir sehen dieses Wunder an Fürsorge und Mitgefühl und denken: ›Geht doch!‹ Aber offenbar nur, wenn man privat versichert ist. Auch außerhalb der Essenszeiten und ohne Nahrung bekommt die Mitpatientin nun tägliches Schlucktraining und Zitroneneiswattestäbchen – während wir uns zwar im selben Raum, aber gleichzeitig auf dem Planeten ›Kassenpatient‹ in den Reha-Favelas befinden. Was die herrlichen Versprechungen der Klinik anbelangt, verhält es sich im Fall meiner Mutter wie mit Reiseprospekten. Nur können wir leider nicht auf entgangene Freuden klagen: »Zwei Stunden in vollen Windeln gelegen, 10 Prozent des Reisepreises zurück.« »Keine Maltherapie, keine Sprachtherapie, keine neuropsychologische/kognitive Förderung, und von ›Recreation‹ konnte gar keine

Rede sein – wir erstatten Ihnen die letzten fünf Jahre Kassenbeiträge zurück, legen noch eine Kaffeemaschine drauf und Sie dürfen den Oberarzt einmal anspucken!« Meine Mutter ist nun vier Wochen in der Reha. Sie bekommt lediglich Physio- und Ergotherapie. Es stehen etwa zehn Stunden täglich für eine Programm-Planung zur Verfügung. Trotzdem folgen diese einzigen beiden Termine oft so dicht aufeinander, dass sie für eines von beidem zu erschöpft ist. Es gibt abgesehen von der Offerte der ›Lichtheilerin‹ keinerlei Gesprächsangebote. Weder von den Ärzten noch von Psychologen oder Therapeuten. Es gibt nicht mal Visiten. »Das machen wir hier nicht!«, hatte mir der Oberarzt einmal am Telefon gesagt. Nur eines lockert den Verantwortlichen hier die Zunge: die Aussicht, bei meiner Mutter eine Magensonde legen zu können.

Leben am Schlauch

Nicht mal mein Mann hat mich in der ersten heißen Kennenlernphase so oft angerufen wie nun die Stationsärztin. Sie drängt auf eine PEG-Sonde. PEG steht für ›perkutane endoskopische Gastrostomie‹, für eine durch die Haut per Endoskopie angebrachte Magenöffnung. Bislang wurde meine Mutter durch eine Nasensonde ernährt. Die Ärztin argumentiert: Schon mehrfach hätte sich meine Mutter nachts den Schlauch aus der Nase gezogen. Es sei zudem riskant, diese Art der Ernährung weiterhin aufrechtzuerhalten. Es könnten Nahrungsbestandteile in die Lunge geraten und dort zu lebensbedrohlichen Entzündungen führen. Ohne künstliche Ernährung ginge es aber auch nicht. Wegen der Schluckbeschwerden und weil meiner Mutter eine Teilprothese oben rechts fehlt. Meine Mutter hatte sie vor der ersten Operation ablegen müssen, und irgendwo auf der Station ist sie dann verschwunden. Es wäre außerdem im Interesse meiner Mutter, so die Stationsärztin, wenn sie das anstrengende und auch nicht ausreichende Essen, das sie zu sich nehmen kann, ganz auf die Dinge beschränkt wird, die ihr schmecken. Da wir bislang nicht den Eindruck hatten, die Klinik würde sich für irgendetwas aus dem Großraum ›Lebensqualität von Kassenpatienten‹ mehr interessieren als für den Sack Reis, der in Peking gerade umfällt, bitten wir uns Bedenkzeit aus. Wir wollen zunächst weitere Informationen zusammensuchen. Würden nicht vielleicht auch die wenigen Schlucktraining-Ambitionen der Klinik komplett eingestellt werden, wenn es dafür keinen Anlass mehr gäbe? Und gilt die PEG-Sonde nicht als der Carsten Maschmeyer der Pflege? Sie hat jedenfalls einen denkbar schlechten Ruf. Der PEG wird unter anderem vorgeworfen, oft bloß Arbeitserleichterung für Pflegepersonal zu sein, eine Kostenersparnis. Füttern oder auch nur beim Essen dabei sein, um zu gewährleisten, dass der Patient oder der Pflegeheimbewohner genug Nahrung zu sich nimmt, kann eine Pflegekraft ziemlich beschäftigen. Damit erhöht sich entweder der Personalbedarf rasant oder das Risiko der Mangelernährung (eigentlich ja ›Unterernährung‹, aber wie bei so vielem im Bereich Gesundheit und Pflege tragen die Tatsachen auch hier mehr Make-up als einst Liberace). Manche Heime sollen mittlerweile gar keine Demenzkranken ohne eine PEG-Sonde mehr aufnehmen wollen. Gerüchte, die die PEG-Sonde dauerhaft in Misskredit bringen könnten. Mit ein Grund, weshalb seit ihrer Einführung in den 1980er-Jahren das Legen einer PEG-Anlage eine der am meisten vorgenommenen Eingriffe in Deutschland ist, genaue Zahlen aber fehlen. Man schätzt allerdings, dass 140.000 pro Jahr gelegt werden, »mit steigender Tendenz«.[46] Man vermutet, dass davon 70 Prozent auf Heimbewohner entfallen.[47] Die Sonden sind nicht nur eine Erleichterung für das Personal, auch der Gewinn für die Hersteller kann sich sehen lassen. 500 Millionen Euro sollen die Krankenkassen schon 2005 für künstliche Ernährung ausgegeben haben.[48] Neuere Zahlen gibt es nicht. Man will sich wohl nicht dem Verdacht aussetzen, es könne sich tatsächlich bloß um ein florierendes Geschäft handeln. Wie immer steht natürlich auch hier allein das Wohl des Patienten im Vordergrund. Das sagt mir auch die Ärztin am Telefon: ›Wollen Sie, dass Ihre Mutter eine Lungenentzündung bekommt oder verhungert?‹

Wir stimmen der PEG-Sonde zu. Wir wollen nichts riskieren. Bereits am nächsten Tag wird sie gelegt. Dazu macht der Arzt eine Handbreit über dem Nabel einen Schnitt in die Bauchdecke. Dann führt er durch den Mund einen Plastikschlauch in den Magen meiner Mutter und zieht diesen durch die Öffnung im Bauch fast bis zum Ende wieder heraus. Meine Mutter kommt von dieser Prozedur, vermutlich wegen der Vollnarkose, reichlich verwirrt, mit Schmerzen an der doch ziemlich großen Öffnung im Bauch zurück. Später wird sich ein anderer Arzt in einer anderen Klinik über die »Grobschlächtigkeit« des Eingriffs wundern. Als ich meine Mutter da so liegen sehe, so vergebens bemüht, zu begreifen, weshalb das nun eigentlich notwendig gewesen sein soll, und gleichzeitig so voll unerschütterlichen Vertrauens, dass wir hier für sie schon die richtigen Entscheidungen getroffen haben, weiß ich, auch das werde ich niemals vergessen.

Erst viel später bei den Recherchen für dieses Buch lese ich, dass das Risiko einer Aspirationspneumonie, also einer Lungenentzündung ausgelöst durch Fremdkörper, mit einer PEG nicht, wie behauptet, geringer wird.[49] Auch die Begründung, man riskiere den Hungertod des Kranken, wenn man die PEG-Sonde ausschlägt, ist nach einer 2003 vom Medizinischen Dienst der Krankenversicherungen in Hessen veröffentlichten Studie nicht ganz richtig. Demnach war oft gerade die »Ernährungssituation von mit PEG-Sonden versorgten älteren Menschen äußerst schlecht: Zwei Drittel der Untersuchten erhielten zu wenig Kalorien, fast 40 Prozent waren untergewichtig.«[50] Eine amerikanische und die Ulmer PEG-Studie kommen zu ähnlichen Ergebnissen. Lediglich bei 14 Prozent der untersuchten Demenzkranken war eine Zustandsverbesserung durch eine künstliche Ernährung feststellbar. Es scheint sogar, »als ob es keinerlei Vorteile für Demenz-Kranke im Endstadium durch eine Sondenernährung gibt. Weder die Mangelernährung noch das Verhindern einer Aspirationspneumonie, noch eine deutliche Lebensverlängerung könnten mit künstlicher Ernährung erreicht werden.«[51] Der Fairness halber muss man sagen: Andere Studien schreiben der PEG durchaus auch Vorteile zu. Solche, wie sie auch die Ernährungsspezialistin der Reha-Klinik mir gegenüber mit einem Enthusiasmus vertritt, als wäre sie kurz davor, sich selbst eine zu legen.

Um für die häusliche Pflege später den Umgang mit der PEG zu lernen, bin ich in der Reha-Klinik zur Schulung gebeten worden. Die Kost wäre ein Traum, sagt die Ernährungsspezialistin. Alles drin, was der Mensch so braucht: Vitamine, Spurenelemente, lauter wertvolle Nährstoffe. Weit mehr sogar, als der durchschnittliche Esser so zu sich nimmt. Eine ganz und gar großartige Sache. Was gleichzeitig verloren geht, erwähnt sie mit keinem Wort: die Lust am Essen, die Sensationen der Aromen, der Geschmäcker, die Möglichkeit, selbst zu entscheiden, wie viel man von welcher Speise zu sich nimmt, die Zuwendung, wenn jemand einen beim Essen begleitet, die Struktur, die die Essenszeiten dem Leben geben. Gerade dann, wenn es nur noch ganz, ganz kurz ist und so ereignislos. Sie erzählt, wie ein Patient hier im Haus bereits seit zwanzig Jahren von einer PEG-Sonde blendend über die Runden gebracht werde. Hat Howard Hughes hier vielleicht sein letztes Domizil? Ist Elvis doch nicht tot? Vielleicht ein Milliardär, den seine Familie hier auf Eis gelegt hat? Ich frage nach. Sie wechselt schnell das Thema, als hätte sie schon viel zu viel verraten. Theoretisch wird meine Mutter weiterhin auf natürlichem Wege immer mal ein wenig Nahrung zu sich nehmen können. Praktisch wird das bis zu ihrem Tod kaum mehr geschehen. Wir versuchen es zwar wieder und wieder, sie zu füttern. Aber wir geben bald auf. Uns ängstigen die quälenden Hustenattacken, wenn sie sich verschluckt. Das würde für die PEG-Sonde sprechen. Dagegen steht, dass meine Mutter von Anfang an heftige Durchfälle plagen. Daran werden weder die Änderung der Durchlaufgeschwindigkeit der Sondenkost noch der Umstieg auf ein anderes Fabrikat etwas ändern. Am Ende wird meine Mutter nicht einmal mehr die Mindest-Kalorienzahl erhalten, ganz einfach, weil die Nahrung nun extrem langsam fließen muss, um nicht noch mehr Durchfälle zu verursachen. Ob die Entscheidung für die PEG-Sonde nun gut oder schlecht war? Ich weiß es nicht. Wir hätten uns bloß gewünscht, man hätte uns besser beraten, hätte uns über Alternativen aufgeklärt und uns nicht manipulativ solche Angst gemacht, sondern die Argumente für und gegen die PEG ganz vernünftig erklärt.

Sollte ich für mich selbst entscheiden – mit einer Diagnose wie der meiner Mutter –, ich würde vermutlich festlegen: Keine PEG. Ein Experte schreibt: »Nach dem heutigen Wissensstand können wir nicht sagen, dass der Ihnen nahestehende Patient durch das Legen einer PEG-Sonde länger leben, eine bessere Lebensqualität aufweisen oder funktionelle Verbesserungen erfahren wird. Wir wissen nur, dass Patienten mit PEG-Sonden in aller Regel nicht mehr lange zu leben haben.«[52] Mit Ausnahme natürlich von Elvis oder Howard Hughes oder wer auch immer in der Reha-Klinik seit zwanzig Jahren am Schlauch hängt. Wir sind allerdings längst mit anderen Dingen beschäftigt. Unsere Mutter ist jetzt MRSA-Trägerin. Meint: Houston, wir haben schon wieder ein neues Problem.

Blinde Passagiere

Wir waren dem Kürzel ›MRSA‹ gleich am ersten Tag der Reha begegnet. Es stand auf einem Zettel im Besucher-WC. Dort hieß es, Angestellte sollten diese Toilette nicht benutzen und Besucher sich auf jeden Fall die Hände waschen. Dann war in der Abteilung, in der meine Mutter liegt, ein Zimmer nach dem anderen zur Sperrzone erklärt worden. Wir sahen Besucher, die sich nur noch voll vermummt wie Fukushima-Arbeiter in die Zimmer ihrer Angehörigen begeben durften. Aber wir hatten uns darum nicht auch noch kümmern wollen. Nun war der reiselustige Keim fast am Ziel seiner Wanderung angekommen. Im vorletzten Zimmer des Flures, bei meiner Mutter. »Ach, das ist nicht weiter schlimm!«, behauptet die Schwester, als wir wissen wollen, was das nun bedeute. »Bei gesunden Menschen macht das gar nichts und bei Kranken bloß, wenn sie große Wunden haben.« Gäbe es im »Guinness-Buch der Rekorde« eine Rubrik für die Untertreibung des Jahrhunderts, hätte diese hier gerade die Pole-Position erreicht. ›MRSA‹ als harmlos zu bezeichnen ist, als wollte man Baschar al Assad für den Friedensnobelpreis vorschlagen. Nicht mal der deutsche Autoverkehr hat so viele Kerben in sei nem Colt wie diese vier Buchstaben. Und was die Hysterie um die Vogel- oder Schweinegrippe anbelangt, so muss man sagen: Diese beiden sind blutige Anfänger gegen die »Methicillin-resistenten Staphylococcus aureus«-Stämme, so MRSA mit vollem Namen. Es handelt sich um Bakterien auf Haut und Schleimhäuten bei Mensch und Tier. Gewöhnlich bilden sie mit anderen Bakterienarten die natürliche Besiedlung unter anderem des Nasen-Rachen-Raumes und verursachen im Prinzip keine Probleme. Viele gesunde Menschen sind Träger von Staphylokokken-Bakterien, ohne dass sie es wissen und ohne dass es nachteilige Folgen hätte. Wenn diese Hautkeime jedoch die Haut- oder Schleimhaut-Barriere durchbrechen, in Wunden gelangen, zum Beispiel bei Operationen, bei »offenen Beinen«, in den Körper kommen über Katheter oder Beatmungsschläuche, können sie Entzündungen und Eiterungen hervorrufen. Normalerweise könnten diese Infektionen gut mit Antibiotika behandelt werden. Wären die Stämme nicht resistent. Nicht nur gegen Methicillin und alle anderen Antibiotika in der Klasse der beta-Laktam-Antibiotika, der wichtigsten Antibiotikaklasse für die Behandlung von Staphylokokken-Infektionen, sondern sie sind oft auch mehrfachresistent gegen weitere Antibiotikaklassen.

Wen es erwischt, dessen Wunden heilen einfach nicht mehr, so wie bei einem Freund meiner Eltern. Er hatte Magenkrebs, starb aber daran, dass der Erreger seine Operationsnarbe auflöste, bis sie faktisch auseinanderfiel und die Entzündung nicht mehr einzudämmen war. Andere verlieren ›nur‹ Arme und Beine. Es kann zu Hautgeschwüren, Lungenentzündungen, Harnweginfektionen kommen. Praktisch vermag die Entzündung jedes Organ in Mitleidenschaft zu ziehen. Und man kann nichts dagegen tun, weil eben die Erreger ›multiresistent‹ sind und sich in einem beängstigenden Tempo an immer neue Wirkstoffe anpassen. Erst kürzlich wurde die Zahl der geschätzten Todesfälle, die hierzulande auf das Konto von MRSA gehen sollen, in einer gemeinsamen Stellungnahme der Deutschen Gesellschaft für Krankenhaushygiene, der Gesellschaft für Hygiene, Umweltmedizin und Präventivmedizin sowie des Bundesverbandes der Ärzte des Öffentlichen Gesundheitsdienstes deutlich nach oben korrigiert. Statt wie bislang von 7.500 bis 15.000 Fällen sei mit bis zu 50.000 Todesfällen pro Jahr zu rechnen. Und ging man bislang von 400.000 bis 600.000 Infektionen jährlich aus, so ist diese Zahl auf stolze 700.000 gestiegen.[53] Längst hat das Robert-Koch-Institut MRSA in den exklusiven Club der 26 Erreger mit der höchsten Prioritätsstufe aufgenommen. Es steht damit in einer Reihe mit HIV, Influenza, Legionellen, Masern oder Tuberkulose. Ins öffentliche Bewusstsein hat es MRSA damit allerdings noch längst nicht geschafft. Das auch, weil die Medien da erstaunlich viel Nachsicht walten lassen – jedenfalls im Vergleich zum ›Katastrophen-Automatismus‹, der etwa bei H1N1, dem Schweinegrippe-Erreger, angelaufen war und der WHO den Verdacht eingebracht hatte, ›Welt-Hysterie-Organisation‹ zu sein. In Deutschland blieben die Länder auf Kosten von 239 Millionen Euro sitzen, weil die Krankenkassen nur für Schweinegrippen-Impfdosen zahlten, die auch genutzt wurden.[54]

Ein ähnliches öffentliches Interesse und finanzielles Engagement würde man sich auch bei MRSA wünschen. Doch im Unterschied zur Schweinegrippe, die der Pharmaindustrie enorme Gewinne bescherte, macht die MRSA-Prävention bloß viel Arbeit, kostet sehr viel Geld und bringt lediglich den Patienten etwas. Nur vier Bundesländer – Berlin, Bremen, Sachsen und das Saarland – verfügen über eine bindende Krankenhaus-Hygieneverordnung, die einen Hygienefacharzt an Kliniken mit mehr als 400 Betten vorschreibt. Und selbst dort gewinnt man den Eindruck, dass eine entsprechende Fachkraft vor allem eine Aufgabe hat: als Sündenbock herzuhalten. Kommt ja deutlich günstiger, wenn bloß ein Arzt und nicht die ganze Klinik in Misskredit geraten. So in dem Krankenhaus in Bremen, in dem im August 2011 gleich drei Frühchen an multiresistenten Keimen verstarben und im Oktober noch ein weiteres.

Als erste Maßnahme wurde der betreffende Chefarzt entlassen, frei nach der guten alten Devise des Satire-Magazins *Titanic*, »Um ein Abo zu kündigen, muss man erst mal eines haben«, erwies sich der Hygieneverantwortliche als perfekte Ablenkung vom eigentlichen Problem der MRSA-Prävention: Personalmangel. Insgesamt 13 Überlastungsanzeigen wurden in Bremen an die betroffene Klinikleitung weitergegeben. Weil Mitarbeiter auf der Frühgeborenenstation erkrankten, sei es personell »eng« geworden. Die medizinische Betreuung wurde auf das Nötigste reduziert, so der Betriebsrat.[55] Auch war bekannt geworden, »dass der bereits entlassene Chefarzt der Kinderklinik die Spitze der Krankenhausgesellschaft mehrfach über einen eklatanten Personalmangel auf der Station für Frühgeborene informiert und um Unterstützung gebeten hatte.«[56] Aber nichts war unternommen worden.

Bei Säuglingen ist MRSA noch ein Aufreger. Es gibt Schlagzeilen, es werden Konsequenzen gefordert. Ansonsten wird von dem Umstand, dass jährlich praktisch die Bevölkerung einer Kleinstadt verschwindet, kaum Notiz genommen. Als seien die Folgen der Erreger ein Kollateralschaden von Krankheit, ein Naturereignis. Besonders bei älteren Menschen. Wer will sich schon über fünf Jahre mehr oder weniger aufregen, wenn er selbst nicht derjenige ist, dem MRSA gerade einen Strich durch die Rechnung gemacht hat. »Ich doch nicht!«, glauben wir und erliegen damit einem fatalen Irrtum. Das »größte Infektionsproblem der modernen Medizin«[57] betrifft alle, die ein Krankenhaus betreten. Und es gibt nur ein einziges Mittel dagegen: eine gute Hygiene, und die wiederum steht in einem direkten Zusammenhang mit der Personallage. Die Erreger wandern wie beim Staffellauf vor allem über die Hände von Patient zu Pflegern, zu Krankenschwestern, Ärzten und Ärztinnen und dann zu anderen Patienten. Mit konsequentem Einsatz von Desinfektionsmittel könnte das Infektionsrisiko eingedämmt werden. Trotzdem zeigen aktuelle Studien, dass von 100 notwendigen Händedesinfektionen nur 20 bis 50 tatsächlich ausgeführt werden. Einer von vier Ärzten, so eine Studie von Heidelberger Wissenschaftlern, desinfiziert sich nicht die Hände, nachdem er Kontakt zu einem Patienten mit einer infizierten Wunde gehabt hat.[58] Experten gehen davon aus, dass mindestens 170.000 bis 250.000 der sogenannten ›nosokomialen‹ Infektionen (durch den Aufenthalt oder die Behandlung in einem Krankenhaus oder einer Pflegeeinrichtung verursacht) vermeidbar wären, würden Ärzte und Pfleger die Hygienevorschriften korrekt einhalten.[59] Man kann sich gut vorstellen, wie Personalmangel und Infektionsrisiko praktisch seit der Geburt von MRSA wie siamesische Zwillinge zusammengewachsen sind, um dann gemeinsam mit Gleichgültigkeit eine eigene Terrorzelle zu bilden. Eine sehr gut versicherte Freundin, wegen eines komplizierten Beinbruchs längere Zeit in der Privatpatientenstation einer orthopädischen Klinik behandelt, erzählt, wie man beim Essen und bei der Einrichtung fast schon mit Luxushotels konkurrieren will. »Aber die Putzfrau hat mit demselben Lappen, mit dem sie eben noch die Toilettenschüsseln sauber gemacht hat, über die Tische gewischt.« Allerdings: Selbst die allerbesten Vorsätze vorausgesetzt, man kann Hände eben nur eine begrenzte Anzahl pro Tag 30 Sekunden lang mit 70-prozentiger Ethanollösung desinfizieren. »Mehr als 40 Mal ist unrealistisch«, so Alex Friedrich, der als Mikrobiologe und Hygieniker am Klinikum Groningen in Holland arbeitet. In Deutschland, wo eine Pflegekraft auf einer Intensivstation drei Patienten betreut, müsste sich diese Pflegekraft aber 60 bis 150 Mal am Tag die Finger einreiben. Anders in Holland, wo es auf Intensivstationen fast eine Eins-zu-eins-Betreuung gibt.[60] Einer der Gründe, weshalb man in Holland so erfolgreich im Kampf gegen MRSA ist. In den Niederlanden sind weniger als 3 Prozent der Krankenhauskeime resistent. In Deutschland liegt die Zahl bei etwa 20 Prozent. Vermutlich stecken sich die Keime im Ausland Handzettel zu, auf denen steht: »Besuchen Sie das Land der unbegrenzten Möglichkeiten. Kostenloser Transfer inklusive. Und: All you can eat Buffet!«, so leicht macht man es den blinden Passagieren mit der Einreise. Auch in den Körper meiner Mutter.

Von nun an dürfen wir ihr Zimmer nicht mehr ohne Mundschutz, Krankenhauskittel, Latex-Handschuhe und Häubchen betreten. Jedes Mal, wenn wir den Raum verlassen, legen wir all das nicht nur ab, sondern desinfizieren uns selbstverständlich auch die Hände. Es ist ein enorm aufwendiges Procedere, und es muss jedes Mal absolviert werden. Wenn man nur mal eben kurz auf die Toilette will oder sich einen Kaffee holt oder raus auf den Flur geschickt wird, weil die Mitpatientin eine neue Windel bekommt, oder wenn man die Schwestern im Schwesternzimmer darauf aufmerksam machen möchte, dass nebenan schon seit mehr als einer halben Stunde ein Alarm schrillt. Mit Handzeichen, da auf der Station ja offenbar gerade alle taub geworden sind. Sagte ich schon, wie unglaublich heiß dieses Frühjahr ist? Unter den Kitteln entwickeln wir Ganzkörperschweißflecke. Ich komme mit einem hellbeigen Kleid und gehe mit einem dunkelbraunen, klatschnassen Lappen wieder nach draußen. Kleinigkeiten, im Vergleich zu den ganz großen Verlusten: Wir dürfen meine Mutter nun nur noch mit Latexhandschuhen anfassen. Jede Berührung wird dadurch empfindlich gedämpft, jede Zärtlichkeit, jeder Kuss, jede Umarmung. Wir selbst sind verfremdet durch den Mundschutz, die Mimik ist stark eingeschränkt. Ganz zu schweigen von dem deprimierenden Eindruck, den es auf meine Mutter machen muss, als hochinfektiös, als jemand oder schon beinahe ›etwas‹ zu gelten, vor dem man sich unbedingt in Acht nehmen sollte. Es ist mit diesen Gummihandschuhen auch beinahe unmöglich, ihr den immer wieder versteiften linken Arm zu massieren. Da sie MRSA-Trägerin ist, darf sie nun ihr Zimmer nur behängt wie ein Denkmal vor der Einweihung verlassen. Und: Wegen der Infektion wird die sowieso nur zart aufkeimende Beziehung zwischen ihr und der Heilerziehungspflege abrupt beendet. Meine Mutter wird nun an keiner Therapiestunde mehr teilnehmen dürfen. Und sie wird nicht mehr auf die Dachterrasse gefahren. Es ist ihr einfach zu heiß und zu arg, mit all den Schutzmaßnahmen. Sie versteht nicht wirklich, warum sie nun behandelt wird, als hätte sie gerade die Pocken nach Deutschland eingeschleppt. Ja, da ist eine sehr große Diskrepanz zwischen »nicht weiter schlimm!« und den ja nicht geringen Anforderungen, die die Klinik nun in Sachen Prävention stellt. Vor allem an uns Angehörige. Von Seiten der Klinik sieht niemand ein Problem darin, meiner Mutter trotz MRSA noch eine PEG-Sonde zu legen, also eine Wunde zu verursachen. Schwestern marschieren einfach so wie sie sind mal eben kurz ins Krankenzimmer, um dies oder jenes schnell zu erledigen. Hautkontakt mit den Patienten eingeschlossen. Die Stationsärztin scheint MRSA sowieso für deutlich überschätzt zu halten. Sie schützt sich praktisch gar nicht, und auch der Klinikleiter glaubt, dass Status an sich schon immunisiert. Nur ich werde einmal ordentlich zusammengefaltet, weil ich meinen Laptop mit ins Krankenzimmer gebracht habe. Ich will meiner Mutter via Facebook zeigen, was ihre Enkel in Finnland so treiben. »Sind Sie denn verrückt geworden? Der muss jetzt hier bleiben!«, sagt die Schwester. Ihre Kollegin aus der nächsten Schicht zeigt jedoch keinerlei Interesse, als ich am Ende der Besuchszeit mit meinem Laptop das Zimmer verlasse, wie wir überhaupt Taschen einfach so raus- und reintragen können. Da nun sämtliche Patienten auf der Station MRSA-Träger sind, liegt meine Mutter in der Reha nicht allein im Zimmer. Das wird sich in den nächsten Kliniken ändern. Dort wird man sie in Einzelzimmern isolieren. Niemand wird da sein, der nach der Schwester klingelt, wenn meine Mutter, was gelegentlich passiert, aus dem Bett rutscht und halb zwischen Boden und Matratze hängen bleibt, wie ein unvollendeter Salto rückwärts in ein imaginäres Schwimmbecken. Keiner ist bei ihr, der ihr nachts sagt, dass sie bloß einen Albtraum hat, wenn sie meine Schwester und mich schlafend in ihrem Zimmer glaubt, während sie zu Tränen verzweifelt nach uns ruft. Sie erzählt uns am nächsten Morgen: »Ich wollte euch nur sagen, dass ihr gar nicht mehr hier sein dürft! Das ist streng verboten.« Niemand wird helfen, wenn sie abends versucht, uns noch einmal anzurufen, um sich noch einmal von mir oder von meiner Schwester oder von meinem Vater versichern zu lassen, dass wir wirklich morgen früh gleich wieder bei ihr sein werden. Oft wird ihr dabei der Hörer aus den Händen gleiten und wir werden unerreichbar für sie bleiben. Manchmal läuft auch der Fernseher noch stundenlang, weil sie sich in den vielen Optionen der Schalttastatur verheddert. Die vollen Windeln, Schmerzen, dass ihr die Gliedmaßen einschlafen, wenn sie zu lange in einer Position oder unbequem gelagert ist, die stickige Luft im Zimmer. Sie wird immer wieder Hilfe brauchen, aber nicht in der Lage sein, sie zu veranlassen. Wir sind von morgens bis abends da. Trotzdem bleiben zwölf bis vierzehn Reststunden, in denen sie allein ist. In der Reha gibt es nur eine Klingel, die man fest drücken muss, unmöglich für meine Mutter. Später, in der nächsten Klinik, wird meine Mutter vergessen, dass es eine Klingel gibt, und wenn sie sie in der Hand hält, weiß sie nicht, was sie damit anfangen soll. Es wäre in jeder Hinsicht sehr viel leichter für sie wie für uns gewesen ohne diesen MRSA-Keim, mit anderen Patienten im Zimmer, und vermutlich hätten auch die Schwestern einmal mehr nach ihr gesehen, hätten sie dafür nicht mehr Kostümwechsel in Kauf nehmen müssen als Heinz Rühmann in »Charlies Tante«. In der Reha aber bleibt man MRSA-tiefenentspannt. Nicht weiter schlimm findet man es, dass der Therapie-Minimalismus wegen der Infektion nun noch einmal um 50 Prozent reduziert wurde. Ja, schade, aber leider nicht zu ändern. Wir wissen, die Zeit rast. Der Tod hat quasi schon sein Handtuch auf den Liegestuhl meiner Mutter gelegt. Wir haben keine weiteren Chancen mehr, ihren Aktionsradius und damit ihre Lebensqualität mit therapeutischer Hilfe verbessern zu können. Es wird niemand kommen und sagen: ›Familie Kleis, das machen wir jetzt einfach noch mal‹, oder ›Imtraud Kleis' Sterben, die zweite!‹, wie bei Filmaufnahmen, wenn jemand gepatzt hat. Wir versuchen zwar mit Lernbüchern für Kinder, mit Puzzles, mit Übungen, die meiner Mutter ihre linke Seite wieder näherbringen sollen, die riesigen Behandlungs- und Therapielücken zu füllen. Aber es ist, als sollte man mit Messer und Gabel die MIR nachbauen. Wir haben einfach keine Ahnung. Jedenfalls nicht von: Aktivierende Pflege, Führung und Förderung bei allen Aktivitäten des täglichen Lebens, Kinaesthetics, Basale Stimulation®, Wahrnehmungsförderung nach Christel Bienstein und Andreas Fröhlich, Lagerungen nach dem Bobath-Konzept, FO-Therapie nach Kay Combes«; von Ergotherapie, basaler Stimulation, Anbahnung von Kommunikation, von früher kognitiver Förderung, einschließlich Orientierungstraining, sowie der Behandlung von Wahrnehmungsstörungen nach dem St. Gallener Konzept, von facio-oraler Therapie nach den Konzepten von Kay Coombes und Castillo Morales, Behandlung von Schluck- und Essstörungen, Behandlung von Facialisparesen, oralem Kostaufbau; von Physiotherapie, Heilerziehungspflege, Maltherapie.

Deshalb wende ich mich nun direkt an die Leitung des Klinikkonzerns, zu dem auch die Reha gehört. Ich denke: Ich habe einen Presseausweis, und jetzt werde ich ihn auch mal benutzen. Ich will, dass meine Mutter bekommt, was ihr zusteht. Bezahlt wird schließlich für den »Zauberberg«. Was wir bislang erlebt haben, erinnert eher an »Bates Motel« aus Hitchcocks »Psycho«. Und nein, ich bin nicht besonders anspruchsvoll und auch nicht allein mit dieser Erfahrung. Eine Freundin und Kollegin wird mir später erzählen, wie ihre Mutter mit Sprachstörungen nach einem leichten Schlaganfall in eine Rehaklinik kommt, wo sich die einzige Logopädin dieser Einrichtung gerade genauso lange in Urlaub befindet, wie der Aufenthalt der Mutter währt. Tatsächlich meldet sich auf meine Mail bald telefonisch ein Mitarbeiter der Konzern-Pressestelle. Er hat sich vorbereitet. Er sagt, er habe sich mal angeschaut, was ich eigentlich so schreibe. Ich sei ja wohl beruflich eher im Unterhaltungsfach unterwegs. Was als Untertitel mitläuft: Glauben Sie wirklich, dass Sie jemand ernst nimmt bei einem medizinischen Thema? Er sagt: Ich sei wahrlich nicht die Erste mit einem Presseausweis und einem Angehörigen in einem der Häuser des Konzerns. Er meint: Das haben schon ganz andere versucht.

Als Beweis erzählt er mir eine Geschichte. Darin nimmt der Herausgeber einer der beiden großen deutschen Tageszeitungen seine sehr alte und sehr kranke Mutter wider dringenden ärztlichen Rats mit auf eine Reise. Nach wenigen Tagen erleidet die Frau einen Zusammenbruch. Man bringt sie in die nächste Klinik. Zufällig eine Niederlassung des Konzerns. Dort sei sie dann gestorben. Der Sohn habe die Klinik für den Tod seiner Mutter verantwortlich gemacht. »Ich bitte Sie!«, sagt der Klinik-Sprecher, deutlich amüsiert über das Ausmaß dieser Blödigkeit. Er meint: Alle Angehörigen, sogar die ganz wichtigen, sind komplett verrückt, wenn sie glauben, den Klinikkonzern in die Pflicht nehmen zu können für das Schicksal. Trotzdem spricht mich der Chefarzt der Reha-Klinik am Tag nach diesem bizarren Telefonat an. Dafür ist er eigens in das Zimmer meiner Mutter gekommen. Er möchte reden. Ich bin beschäftigt. Ich lerne gerade, meine Mutter zu waschen, zu windeln, zu lagern. Diesen Termin bei der Lehrschwester zu bekommen, hat mich sehr viel Mühe gekostet. »Da sind Sie aber ganz schön spät dran!«, hatte sie mich angepampt, als ich immerhin 14 Tage vor der geplanten Entlassung meiner Mutter bei ihr anrief. Sie wäre praktisch schon im Urlaub. Ihr erster übrigens dieses Jahr. Ich finde das mäßig beeindruckend, wir haben Juni und nicht November. Mein Mitleid ist seit der Diagnose ohnehin stark rationiert. Meine Mutter braucht nun alles, was ich habe. Ich kann kein einziges Stück davon abgeben. Nicht für Urlaubsfreuden. Ich bekomme meinen Termin. Am letzten Tag in der Reha. Nach sechs Wochen soll meine Mutter morgen zur Behandlung in der Strahlenklinik entlassen werden. Eine Verlängerung war nicht drin. Das sei allein unsere Schuld, hatte der Oberarzt in unserem letzten Versuch, noch ein, zwei weitere Wochen, mehr Therapien aus ihm rauszubetteln, die Tatsachen verdreht. Wir wären es gewesen, die den Medizinischen Dienst zu einer Prüfung veranlasst haben. Der hätte nun festgestellt, dass ein weiterer Verbleib unserer Mutter in der Reha nicht angezeigt ist. Das ist so unglaublich absurd, dass man es beinahe schon lustig finden könnte. Ebenso wie das Anliegen der Klinik, meine Mutter, die »so wunderschön lächeln kann«, für die neue Image-Broschüre des Hauses abzulichten. Ihr Leben nach dem Tod als Werbeträgerin für »Bates Motel«? Da wird nichts draus. Ebenso wenig wie aus dem Versuch des Arztes, uns ein schlechtes Gewissen zu machen. Vermutlich würde dieser kleine Mann im weißen Kittel auch lieber Leben retten oder wenigstens an einem Mittel gegen Krebs forschen, als hier am Katzentisch der Medizin die Gewinne des Konzerns damit zu mehren, Patienten auf therapeutische Diät zu setzen. Nun will der Chefarzt Kundenzufriedenheit abfragen. Am letzten Tag darf ich nun sagen, dass meine Mutter nicht mal einen Bruchteil der Therapien bekam, die sie hätte haben können. Dass sie immer noch nicht schlucken kann. Dass es schön gewesen wäre, jemand hätte auch ihr den trockenen Mund mit einem in Zitronenwasser getränkten, tiefgekühlten Wattebausch ausgetupft. Dass ich nun weiß, was MRSA ist und wie es sich anfühlt, gleichzeitig dauernd total wachsam sein zu müssen und sich trotzdem vollkommen ohnmächtig zu fühlen. Ich sage nichts. Er weiß das alles sowieso. Ich will ihm nicht auch noch den Gefallen tun, sein Potjemkinsches Dorf mit einer weiteren Lüge ›Konstruktives Angehörigengespräch‹ zu dekorieren. Ich höre mir seinen Monolog »Selbstzufriedenheit für Fortgeschrittene« an – »wir haben ja doch noch einiges für Ihre Mutter tun können« – und dann verlassen wir »Bates Motel«, meine Mutter, ihr MRSA, mein Vater, meine Schwester und ich. Nun geht es in die Strahlenklinik. Wider alle bisherigen Prognosen soll es dort einen Nachschlag ›Leben‹ geben.

Interview mit Dr. Bernd Hontschik

Es geht auch anders, und es gibt durchaus Hoffnungsträger unter den Ärzten. Auch sie kämpfen gegen die überaus bedenklichen Entwicklungen in der Medizin. So wie Dr. Bernd Hontschik. Er ist Facharzt für Chirurgie in Frankfurt am Main, niedergelassen in einer Gemeinschaftspraxis mit ambulantem Operationszentrum in der Frankfurter Innenstadt und ein engagierter Verfechter einer Medizin, die den Menschen in den Mittelpunkt stellt. Ein Ziel, das er außerdem als erfolgreicher Autor und Herausgeber der Taschenbuchreihe »medizinHuman« im Suhrkamp-Verlag verfolgt. Sein Buch »Körper, Seele, Menschen – Versuch über die Kunst des Heilens« wurde ein Bestseller. Er schreibt zusätzlich seit Jahren regelmäßig Kolumnen in der *Frankfurter Rundschau*, die auch als Buch erschienen sind. Er ist Vorstandsmitglied (seit 1998) der Thure von Uexküll-Akademie für Integrierte Medizin und Mitherausgeber der »Schriftenreihe der Uexküll-Akademie für Integrierte Medizin«. Er ist Mitglied im wissenschaftlichen Beirat der Zeitschrift *Chirurgische Praxis*. Er ist unter anderem Mitglied der IPPNW (»Internationale Ärzte für die Verhütung des Atomkriegs – Ärzte in sozialer Verantwortung«) sowie in der Ärztevereinigung MEZIS (»Mein Essen zahle ich selbst«). Seit 2010 ist er Projektleiter für Integrierte Medizin am Institut für therapeutische Kommunikation der Steinbeis-Universität in Berlin.

Sie sind seit mehr als 30 Jahren Arzt, lange auch im Krankenhaus, war früher nicht alles besser?

Früher war wirklich nicht alles besser. Früher mussten wir im Krankenhaus teilweise 48 Stunden am Stück arbeiten. Früher waren die technischen diagnostischen und die therapeutischen Möglichkeiten viel eingeschränkter und undifferenzierter. Das Computertomogramm, die Kernspintomographie und die Ultraschalluntersuchung haben alle diagnostischen Routinen verändert und verbessert. Auch die Operationsmethoden haben sich erheblich verändert und verbessert, besonders durch das endoskopische Operieren. Und man hat als Arzt bessere und differenziertere Medikamente an der Hand. Endlich gilt das Arbeitszeitgesetz auch für Ärzte, Mammutdienste sind verboten. Pech ist nur, dass statt der erforderlichen Anzahl neuer Stellen Rationalisierung und Arbeitshetze in einem im Vergleich zu früher ungeahnten Ausmaß Einzug ins Krankenhaus gehalten haben, im ärztlichen und im Pflegebereich. Leider hat der Fortschritt auch dazu geführt, dass die eigentliche ärztliche Arbeit verdrängt, teilweise sogar ersetzt wird. Wer heute Kniegelenksschmerzen hat, wird oft direkt ins Kernspintomogramm geschoben, statt dass sein Knie einmal ordentlich untersucht wird. Wer heute Herzschmerzen hat, wird schnell mit einer Herzkatheteruntersuchung ›abgefertigt‹, statt dass eine gründliche Anamnese und ausführliche ärztliche Untersuchung geschieht. Antibiotika werden so unkritisch eingesetzt, dass Resistenzen rasant zunehmen. Und was ich am schlimmsten finde: Die ärztlich-medizinische Entscheidung wird besonders in Krankenhäusern immer unwichtiger. Die Betriebswirte haben das Sagen, die Bilanz muss stimmen, und wenn rote Zahlen da sind, wird nicht die Finanzierung des Gesundheitswesens verbessert, sondern Krankenhäuser werden kaputtgespart.

In keinem Land werden so viele Krankenhäuser privatisiert wie in Deutschland. Woran liegt das?

Ich halte die Privatisierungswelle im Krankenhausbereich für eine der schlimmsten der zerstörerischen Entwicklungen in unserem Gesundheitswesen. Warum ausgerechnet Deutschland dabei weltweit an der Spitze liegt, ist mir ein Rätsel. Vielleicht liegt es an Lobbyismus und Korruption, in Verbindung mit der zunehmenden Schere zwischen öffentlicher Armut und privatem Reichtum, aber das gibt es in anderen Ländern auch. Diese Entwicklung wird man nicht rückgängig machen können, man muss sie stoppen, sich dagegenstellen, wo immer man kann. Die Bürger sollten kommunale, öffentliche und kirchliche Krankenhäuser verteidigen wie ihr Eigentum.

Die Länder scheinen sich mit großer Erleichterung ihrer Kliniken zu entledigen. Es wird argumentiert, die öffentliche Hand könne sich diese hochdefizitären Betriebe einfach nicht mehr leisten. Die Privatwirtschaft dagegen macht ordentliche Gewinne genau mit diesen Betrieben. Was machen die anders?

Es ist der gesellschaftliche Grundkonsens, an den hier die Axt gelegt wird: Wollen wir ein solidarisches Gesundheitswesen als Teil unseres sozialen Systems behalten, in das wir einen Teil unseres Reichtums zum Wohle aller investieren, oder wollen wir zulassen, dass wir ein gewinnorientiertes Gesundheitswesen als Teil unseres Wirtschaftssystems zum Wohle weniger anstreben, die für ihre Investitionen mit einer Rendite rechnen können? So kommt es zu unterschiedlichen Sichtweisen, je nachdem, wo ich konzeptionell, konfessionell oder politisch dazugehöre.

Sollte es nicht eigentlich Teil der staatlichen Fürsorgepflicht sein, für seine Bürger das Renditedenken gerade in diesem Bereich einmal außen vor zu lassen, sie vor privatwirtschaftlichen Interessen zu schützen?

Das ist genau das Problem. Wenn Krankheit sich ›rechnet‹, ist das Gesundheitswesen eben kein Teil unseres Sozialsystems mehr. Der Nobelpreisträger Bernard Lown hat dazu einmal geschrieben: »Ein profitorientiertes Gesundheitswesen ist ein Oxymoron, ein Widerspruch in sich. In dem Augenblick, in dem Fürsorge dem Profit dient, hat sie die wahre Fürsorge verloren.« Dem gibt es nichts hinzuzufügen.

Die Privatisierungen werden einem schmackhaft gemacht mit dem Argument, sie würden den Wettbewerb fördern, also die Dinge zum Besseren wenden. Ist das auch Ihr Eindruck?

Die Antwort scheint mir einfacher, als man glaubt, der Rhön-Klinikkonzern macht es in Marburg und Gießen gerade vor: Wenn man dem Gemeinwohl nicht verpflichtet ist, kann man unrentable Abteilungen schließen, kann man angelernte Aushilfskräfte auch auf Intensivstationen arbeiten lassen, kann man weit untertariflich bezahlen und das Ganze einen Notlagen-Tarifvertrag nennen, kann man sich Millionen-Subventionen erschleichen, um später dann die Verträge zu brechen (Stichwort »Partikel-Therapiezentrum«), und vor allem kann man so viele qualifizierte (teure) Angestellte entlassen, bis die Bilanz der Shareholder endlich stimmt, egal was für eine Medizin dabei herauskommt. Wettbewerb hat in der Humanmedizin absolut nichts zu suchen. Wettbewerb kann es nur am Markt, bei Waren geben. Die Beziehung zwischen Arzt und Patient ist keine Warenbeziehung. Die Humanmedizin wird durch Wettbewerb zerstört. Wenn Sie einen Herzinfarkt haben, schauen Sie dann in die Gelben Seiten? Und wen nehmen Sie dann? Den mit der schönsten Anzeige? Nein, Sie rufen den Notarztwagen (eine fantastische moderne Einrichtung) und müssen blind darauf vertrauen, dass Ihnen jetzt Gutes geschehen wird, dass Ihr Leben im Mittelpunkt steht und keine kardiologischen Renditen. Erstaunlich: Da, wo Wettbewerb gut wäre für die Allgemeinheit, bei Pharmaka, bei Hilfsmitteln, bei medizinischen Geräten, da allerdings wird er durch Korruption, Preisabsprachen, mangelnde Kontrolle und Lobbyismus zerstört.

Eines der schwierigsten Dinge für mich und meine Familie war die Informationsbeschaffung. Ist das nicht überhaupt die größte

Augenwischerei bei der Idee, Medizin den Gesetzen des freien Marktes zu unterwerfen: Der Patient kann doch letztlich gar nicht vergleichen, weil ihm die Informationen und das Wissen nicht zugänglich sind?

Dass Patient und Arzt sich auf einer Augenhöhe bewegen, ist schlicht Unfug. Es ist und bleibt ein Abhängigkeitsverhältnis. Der Mensch Patient muss sich in die Hand des Menschen Arzt begeben, mitunter bedingungslos. Der Patient ist in Not, er braucht Hilfe. Oft hat der Patient überhaupt keine Zeit, sich zu informieren. Etwas anders ist das bei chronischen Krankheiten. Hier gibt es zum Beispiel die Selbsthilfegruppen, die enorm weiterhelfen können. Aber auch dabei gilt es vorsichtig zu bleiben: Interessengruppen wie zum Beispiel die Pharmaindustrie haben die Selbsthilfegruppen längst entdeckt, unterwandern und sponsern einige. Da ist dann wiederum das Internet sehr hilfreich, beispielsweise bei der Ärzteinitiative MEZIS oder der Buko-Pharmakampagne.

Wir haben sehr oft erlebt, dass Ärzte kaum mit uns oder auch anderen Patienten sprechen. Dass sie beinahe erleichtert zu sein scheinen, wenn man sie nicht behelligt. Dass sie aber auch nicht zuhören. Kann man überhaupt als Arzt gut arbeiten, wenn man nicht zuhört, nicht reden will?

Nein, da kann man natürlich nicht gut arbeiten, das haben Sie ja jetzt selbst erlebt. Deswegen sind alle Bestrebungen, die Ausbildung der Ärzte in Hinblick auf die Kommunikationsfähigkeit zu verbessern, so wertvoll. Aber wer nicht kommunizieren will, den können Sie ausbilden, soviel Sie wollen, da wird nichts draus. Der schon zitierte Nobelpreisträger Bernard Lown hat dazu gesagt, dass es nicht nur die ärztliche Kunst gibt, sondern auch die Kunst des Patienten, die nämlich darin besteht, einen Arzt zu finden, dem man vertrauen kann und bei dem es einem leichtfällt, seine Klagen zu schildern.

Ein Tipp, wie man die ärztliche Aufmerksamkeit auf sich zieht?

Das kann ich eigentlich nicht beantworten. Ein Arzt ist eigentlich immer aufmerksam bei der Arbeit. Sonst kann er ja gar nicht arbeiten. Jetzt denken Sie vielleicht, da beißt sich die Katze in den Schwanz. Das stimmt. Aber wenn Sie etwas tun müssen, um die Aufmerksamkeit eines Arztes auf sich zu ziehen, außer krank zu sein, dann ist alles schon verloren. Wechseln Sie den Arzt, suchen Sie weiter.

Als Patient hat man oft fast das Bedürfnis, sich für die Umstände zu entschuldigen, die man da macht. Man verursacht ja dauernd so viele Kosten, mehr, als die Gesellschaft sich angeblich leisten kann. Gibt es die Kostenexplosion?

Wenn man das wirklich verstehen will, muss man ein bisschen ausholen: Der Begriff der Kostenexplosion wurde von Heiner Geißler erfunden, der 1974 als Minister für Soziales, Gesundheit und Sport des Landes Rheinland-Pfalz eine »vorausschauende Studie« über die finanzielle Entwicklung der Gesetzlichen Krankenversicherung (GKV) vorlegte. Spätestens aber nachdem Mitte 1975 eine mehrteilige Serie im Spiegel mit dem Titel »Krankheitskosten: Die Bombe tickt« erschienen war, dachte jeder: Wir steuern auf einen sozialpolitischen Abgrund zu, auf ein Finanzierungsfiasko. Und jeder von uns hat genau das in seinem Geldbeutel heftig zu spüren bekommen, schließlich ist der Beitragssatz zur GKV von 11 Prozent im Jahr 1980 auf inzwischen 15,5 Prozent im Jahr 2011 gestiegen. Nimmt man aber den Blick wieder aus dem individuellen Geldbeutel heraus und richtet ihn auf das Gesamte des Systems unserer gesetzlichen Krankenversicherung, dann kann man doch als Erstes feststellen: Es gibt sie noch, die GKV. Keine Bombe ist explodiert, nichts ist an die Wand gefahren oder in den Abgrund gestürzt, und das nach 40 Jahren Kostenexplosion. Wie das? Die Antwort lautet in aller Kürze: Die These von der Kostenexplosion lässt sich bei einer genauen Analyse nicht halten. Es handelt sich um ein Propagandamärchen. Der Anteil der Ausgaben für das Gesundheitswesen am Bruttoinlandsprodukt beträgt seit Jahrzehnten konstant 10 bis 11 Prozent: keinerlei Kostenexplosion, nirgends. Die Beitragseinnahmen allerdings hinken dem hinterher, sie können immer weniger mithalten. Wenn also immer tiefer in unseren Geldbeutel gegriffen wird, dann nicht wegen explodierender Kosten, sondern wegen zusammenbrechender Einnahmen, das ist das ganze Geheimnis. Wir sind in unserem Land immerhin durch eine Phase von mehr als 5 Millionen Arbeitslosen hindurchgegangen, ein gigantischer Verlust an Lohnsumme und Versicherungsbeiträgen. Und wenn die Arbeitslosenzahlen heute auch besser aussehen, dann hat die GKV dennoch nichts davon, denn diese Zahlen sind nicht nur durch Millionen von sogenannten ›prekären‹ Arbeitsverhältnissen, von Ein-Euro- oder anderen Minijobs enorm geschönt, solche Jobs bringen auch keinen Euro in die Kasse der Krankenkassen, sie sind nicht sozialversicherungspflichtig. Außerdem gibt es kein Land in Europa, in dem die Löhne in den letzten zehn Jahren weniger gestiegen sind als in Deutschland: Auch dieses Geld fehlt also in der Kasse der GKV. Was soll also das permanente Geschwätz von der Kostenexplosion, ohne das keine Talkshow über das Gesundheitswesen auskommt, und das in ausnahmslos allen Medien – ob seriös oder nicht – immer und immer wieder weitererzählt wird? Es geht um Geld. Im Gesundheitswesen geht es um viel Geld, um sehr viel Geld. Etwa 170 Milliarden hat die GKV zu verteilen, insgesamt sind es sogar über

250 Milliarden Euro. Der gesamte Bundeshaushalt betrug – zum Vergleich – im Jahr 2010 knapp 320 Milliarden Euro. 10 Prozent der Arbeitsplätze in unserem Land sind im Gesundheitswesen angesiedelt. Ich behaupte ganz einfach: Wer immer weiter von einer Kostenexplosion fabuliert, der will das solidarische System der gesetzlichen Krankenversicherung zerstören, um einen ungehinderten Zugriff auf diese 250 Milliarden zu bekommen.

Mir ist es in letzter Zeit häufiger passiert, dass ich bei Fachärzten deutlich später einen Termin bekam als eine Freundin, die Privatpatientin ist. Spricht man Ärzte im Bekanntenkreis darauf an, sagen die, dass sie ja auch sehen müssten, wo sie bleiben. Ist das tatsächlich Notwehr oder Elend auf hohem Niveau?

Ich weiß nicht, wen ich mehr bedauern soll, Sie oder Ihre Freundin. Tatsächlich glaube ich, dass unser System noch immer so gut funktioniert, dass ein Patient in einer Notlage nicht auf ärztliche Behandlung warten muss und dabei Schaden nimmt, egal wie er versichert ist. Wenn es sich allerdings um nicht akute Erkrankungen handelt, ist es sicher nachweisbar, dass Privatpatienten schneller einen Termin bekommen. Ist das wirklich so schlimm? Die Privatpatienten büßen dafür nämlich mit einer wesentlich höheren Zahl von überflüssigen Untersuchungen, von überflüssigem Einsatz teurer Apparate und von überflüssigen Operationen – weil es so lukrativ ist. In gewissem Sinn ist der Status des gesetzlich Versicherten auch ein Schutz.

Angenommen, Sie hätten die Chance, das Gesundheitssystem radikal zu ändern, welche Veränderungen hielten Sie für die wichtigsten?

Echte Reformen würde ich anstreben. Die erste und wichtigste Veränderung wäre die obligate gesetzliche Krankenversicherung für alle. Die absurde Besonderheit und weltweit deutsche Einmaligkeit der Privaten Krankenversicherung für Gutverdienende entzieht dem Solidarsystem gerade die hohen Beiträge. Wer mehr will (was medizinisch gesehen aber eigentlich niemand braucht), wer auf goldene Wasserhähne und täglich zweimal Chefarztlächeln nicht verzichten möchte, der kann sich ja dann entsprechend zusatzversichern. Dabei würde ich nebenbei auch das skandalöse Einfrieren der Arbeitgeberbeiträge sofort rückgängig machen. Zweitens würde ich dafür sorgen, dass das reichlich vorhandene Geld für Medizin ausgegeben wird, nicht für Medizinschmarotzer. Eine Positivliste würde zum Beispiel dem Spuk der Pharmalobby rasch ein Ende bereiten. Drittens würde ich die Ausbildung der Ärzte und Pflegekräfte weiter verbessern, würde dem naturwissenschaftlichen Physikum in der Ausbildung ein geisteswissenschaftliches Philosophikum hinzufügen, und allen Ärzten und Pflegekräften Arbeitsbedingungen schaffen, die ihnen Zeit geben, ihre Arbeit zu tun, statt in Dokumentation, Bürokratie und Akquise zu ersticken.

Was raten Sie Patienten im Umgang mit Ärzten? Ärzten im Umgang mit Patienten?

Da gibt es keinen allgemeinen Rat. Es gibt Patienten, für die bin ich der richtige Arzt. Das merken im Allgemeinen beide Seiten sofort. Es gibt Patienten, die sind sehr unzufrieden mit mir. Das merke ich dann hoffentlich und rate ihnen, sich einen anderen Arzt zu suchen. Es gibt nicht den einen guten Arzt für alle. Die Arzt-Patient-Beziehung ist immer wieder etwas Individuelles, Einmaliges. Da kann man keine allgemeinen Ratschläge geben. Was beim einen Patienten gut ist, ist beim anderen falsch. Für den einen Patienten bin ich ein guter Arzt, für einen anderen nicht. Wenn ich überhaupt einen Rat geben darf, Ärzten und Patienten: authentisch sein!

Sie engagieren sich sehr für eine Medizin, die den Menschen in den Mittelpunkt stellt. Verzweifeln Sie nicht manchmal, weil die Entwicklungen derzeit in die entgegengesetzte Richtung gehen? Oder gibt es noch weitere Hoffnungsschimmer?

Ich sehe ebenfalls, dass nahezu alle Entwicklungen in eine Richtung gehen, die eine humane Medizin immer mehr unmöglich macht. Noch ist mir das aber ein Ansporn, verzweifelt bin ich nicht, höchstens angewidert. Dazu habe ich täglich zu viel Kontakt mit Patienten und ihren Angehörigen und kann immer wieder sehen, wie wichtig eine gute ärztliche Arbeit ist, wenn die Krise einer Krankheit über einen Menschen oder über eine Familie hereingebrochen ist. Warum also resignieren oder verzweifeln, meine Ziele aufgeben? Und ich kenne eine wirklich große Zahl von Gleichgesinnten, das hilft sehr. Auch wenn wir keine Macht haben. Gar keine.

Wenn Sie selbst in eine Klinik müssten – worauf würden Sie achten? Was sind die fünf wichtigsten Kriterien?

Die Klinik dürfte nicht zu groß sein; sie sollte in der Nähe liegen; ich würde meinen Hausarzt nach seinen Erfahrungen mit dieser Klinik fragen; auch würde ich ihn fragen, ob er sich als Patient in diese Klinik begeben würde; ich würde bei der Aufnahmeuntersuchung in der Ambulanz auf das Betriebsklima und auf den Umgang mit mir achten.

Nettsein ist auch keine Lösung

Ich sitze zwischen Prostatakarzinom und Gebärmutterhalskrebs im Empfangsbereich der Strahlenklinik. Rechts und links von mir vertreiben sich noch zwei andere Wartende die Zeit mit dem Unterhaltungsprogramm: einer reichen Auswahl an Krebs-Infobroschüren. Ich habe mich für »Lungenkrebs« entschieden. Nach sieben Jahren Abstinenz rauche ich seit ein paar Wochen wieder. Wie es aussieht, werde ich auch noch mein zweites Krebs-Interessensgebiet vertiefen können, den Hautkrebs (eine intensive Solarium-Phase mit Anfang zwanzig). Es ist schon kurios, wie viel Zeit man mit Warten verbringt, gerade dann, wenn sie furchtbar knapp wird. Vor zwei Wochen waren wir schon einmal hier. Meine Mutter sollte ihre Bestrahlungstauglichkeit unter Beweis stellen. Alles lief ganz manierlich. Bis meine Mutter, gerade als man sie aus dem Zimmer schob, meine Hand nahm und zu mir sagte: »Ihr seid immer alle so gut zu mir!« Und: »Was würde ich nur ohne euch machen!« Ich fing sofort an zu heulen. Und dann noch einmal, als die Ärztin meine Mutter als stabil genug für eine Bestrahlung befand. Ich frage die Ärztin, ob der geplante Bestrahlungs-Marathon überhaupt in einem vertretbaren Verhältnis zum Ertrag stehen wird. Wir würden für mehr Zeit zwar so ziemlich alles abnicken, was das Lebens-Restguthaben meiner Mutter aufstocken könnte. Keinesfalls aber sollen ihre letzten Wochen eine sinnlose und quälende Behandlungstortur werden. Das sage ich auch der Ärztin. Die ist überraschend optimistisch. Nach langen Wochen mit lauter Nostradamus-Imitatoren in weißen Kitteln fühlt es sich an wie eine Rosarot-Explosion. Mit Bestrahlung könnte meine Mutter sicher gut noch ein Jahr oder sogar länger leben, so die Ärztin. Ein Weihnachten noch. Meine Hochzeit. Ein Bonustrack Frühjahr und Sommer. Vor allem anderen aber könnten wir ihr endlich sagen, wie sterbenskrank sie ist. Dass eben nichts mehr wird ›wie früher‹. Bislang war es ihr dafür zu schlecht gegangen. Wenn sie aber erst mal stabiler ist, so unsere Vorstellung, können und müssen wir es ihr endlich sagen. Noch ein Jahr, das ist ja was, mehr als bloß eine Handvoll Möglichkeiten. Vielleicht möchte sie noch etwas Bestimmtes tun, sehen, jemanden treffen, etwas Wichtiges regeln oder einfach alles lassen, wie es ist. Wofür immer sie sich entscheidet, sie muss es mit dem Wissen um ihren Zustand selbst bestimmen können.

Unter welchem Aspekt man es auch betrachtet: Ein Jahr ist so unendlich viel wert, auch eine sehr enttäuschte Mutter, die sich nach Wochen auf der Intensivstation und in der Reha-Klinik nichts mehr ersehnt, als nach Hause zu kommen. Wie alles, was wir ihr raten und vorschlagen und letztlich über ihren Kopf hinweg für sie entscheiden, akzeptiert sie auch dies mit ihrer unendlichen Vertrauensseligkeit. Noch immer weiß sie nicht um ihre Prognose. Trotzdem bleiben wir leidlich bei der Wahrheit: Ihr Tumor habe nicht ganz entfernt werden können. Deshalb sei die Bestrahlung notwendig. Sie fragt nicht nach. Klaglos lässt sie das Anpassen ihrer Bestrahlungsmaske über sich ergehen. Dafür wird ihr thermoplastisches Kunststoffgewebe in weichem, warmem Zustand über das Gesicht gelegt. Nur Nase und Mund werden frei gelassen. Keine sehr angenehme Prozedur. Der Vorteil ist aber, dass man die Bestrahlung mit so einer fixierenden Maske sehr punktgenau durchführen kann. Außerdem muss das Gesicht meiner Mutter nicht jedes Mal an den entsprechenden Bestrahlungsfeldern markiert werden, bis es aussieht wie ein Kleid von Pucci.

Ich bin mit meiner Lektüre längst beim Bauchspeicheldrüsenkrebs angekommen (man weiß ja nie …), als meine Mutter endlich in der

Bestrahlungsklinik eintrifft. Als MRSA-Trägerin bekommt sie ein Einzelzimmer. Davor steht ein alter Bekannter: ein Rollwagen mit all den Dingen, die wir auch hier überstreifen müssen, ehe wir ihr Zimmer betreten. Die Schwestern und Ärzte empfangen uns sehr freundlich. Wie schon einmal, am ersten Tag in der Reha, fühlen wir uns gut aufgehoben. Und ähnlich wie dort dauert es nicht lange, bis sich die Perspektive grundlegend ändert. Mir fällt die Geschichte von dem Mann ein, der Tomatensuppe hasst. Nun kauft er Kartoffelsuppe und Linsensuppe und Gulasch. Doch egal, was auf der Dose steht, es ist immer dasselbe drin: Tomatensuppe. Auch die Strahlenklinik entpuppt sich schon bald als so ein Tomatensuppen-Albtraum.

Es ist Ferienzeit, die ohnehin dünne Personaldecke steht kurz vor der Magersucht. Noch so ein Grund, dringend von einem Krebs im Sommer abzuraten: Alle sind im Urlaub. Meine Mutter jedenfalls wird mangels Alternativen von einem Hausmeister und der Sekretärin vom Empfang zur Bestrahlung gefahren. Es dauert eine Weile, bis die beiden Aushilfen das mit zig Kabeln an der Wand vertäute Bett zum Ablegen bereitgemacht haben und wir wegen des MRSA wieder einmal voll vermummt wie eine Marsexpedition die Reise zum Bestrahlungsraum antreten. Die beiden Pflege-Quereinsteiger schieben meine Mutter durch endlose Gänge, und ich frage mich, ob ich vielleicht Brotkrumen hätte mitnehmen sollen, um – wie Hänsel und Gretel es versucht haben – nachher den Weg zurück zu finden. »Ferienzeit!«, schnauft die Sekretärin genervt durch ihren Mundschutz. Alles ist damit aber längst nicht erklärt. Schon gar nicht die Vergesslichkeit der für die Essensvergabe zuständigen Assistentin, eine runde, exzessiv muntere Person. Meine Mutter hat nun zwar eine PEG-Sonde, aber nicht ganz die Lust am Essen verloren und wir nicht die Hoffnung, dass es mit dem Schlucken und Kauen doch noch besser werden könnte. Gleich am ersten Tag also erkundigt sich diese Frau, was meine Mutter gern essen würde. »Eigentlich so gut wie alles«, antworte ich ihr. »Aber es muss püriert sein.« Am nächsten Tag wird meiner Mutter normales Essen serviert. »Hat es Ihrer Mutter denn nicht geschmeckt?« , fragt mich die Assistentin mit betrübtem Blick auf die unberührten Teller. »Doch, es hätte ihr sicher geschmeckt, wenn das Essen PÜRIERT gewesen wäre.« »Ach so!«, sagt die Assistentin und stellt meiner Mutter auch beim nächsten Mal mit einer Beharrlichkeit, die es eigentlich verdient hätte, als olympische Disziplin anerkannt zu werden, normales Essen hin. Jedes Mal fragt sie wieder: »Hatte Ihre Mutter gar keinen Hunger?« Und ich sage: »Doch, aber sie kann gar NICHT GUT KAUEN und nur GANZ SCHLECHT SCHLUCKEN!« »Aber warum haben Sie mir das nicht gesagt?« Ist das hier das Remake von »Und täglich grüßt das Murmeltier«? »Sie hat sicher ein gutes Herz!«, sagt meine Schwester. Ich sage: »Das hat eine Artischocke auch!«

Manchmal liegen am Mittag noch die Medikamente vom Morgen in dem Tablettenportionierer meiner Mutter. Niemand hatte Zeit, sie ihr zu geben oder mit ihr Morgentoilette zu machen, ihr die Zähne zu putzen. Dabei ist gerade Mundhygiene bei Patienten mit einer PEG-Sonde besonders wichtig. Es kann leicht zu Infektionen im Mundhöhlenbereich wie Mundfäule kommen, wenn man sein Essen nicht mehr in den Mund nimmt, sondern direkt über einen Schlauch in den Magen bekommt. Meine Mutter wird bald den ganzen Mund voller Bläschen haben. Und auch die schon mal langfristig ignorierten, dann übervollen Windeln zeigen Wirkung. Meine Mutter liegt sich wund. Wie bereits in der Reha, ist den ganzen Tag jemand von uns an ihrem Bett. Genau wie gegenüber in dem Zimmer, in dem ein junger Mann von morgens bis abends über einen älteren Patienten wacht, ihn füttert, ihm die Kissen aufschüttelt, seine Hand hält, das Personal entlastet, indem er Dinge tut, für die man, davon war man bislang überzeugt, eigentlich Krankenkassenbeiträge entrichtet. Eine Bekannte, Italienerin, wird später einmal sagen, hier in Deutschland wäre es ja noch Gold gegen das, was sich in den Krankenhäusern ihres Heimatlandes abspiele. »Ohne Bakschisch läuft da gar nichts.« Sogar das Essen hätten sie ihrem kranken Vater mitbringen müssen. »England soll auch schlimm sein!«, souffliert eine andere. Schließlich muss nahezu das gesamte europäische Ausland den Beweis dafür antreten, weshalb Deutschland im internationalen Vergleich nur die allerbesten Kopfnoten verdient: Fleiß, Betragen, Ordnung, Mitarbeit. Genügt das? Keine der Frauen würde auch nur in Erwägung ziehen, in ein Flugzeug zu steigen, das als einzige Sicherheitsreferenz angibt, dass es unzuverlässigere gibt. Nicht eine von ihnen war in letzter Zeit in einer deutschen Klinik oder hat einen Angehörigen, der dort lag. Aber alle sind fest davon überzeugt, hierzulande bestens versorgt zu sein. Ich sage, mit unserem Gesundheitssystem verhält es sich wie mit diesen Sternen, deren Licht man noch sieht, obwohl sie längst verglüht sind. Was wir betrachten, ist die Vergangenheit. In der Gegenwart ist Gesundheit schon lange kein Fairtrade-Produkt mehr. Seit neuestem wird der Klinikaufenthalt ja in den Rang eines frei wählbaren Konsumgutes befördert, nur wir ›Kunden‹ können ihn nicht postwendend umtauschen. Zum Beispiel gegen einen Besuch in der »Sachsenklinik« aus der ARD-Ärzte-Soap »In aller Freundschaft«. Hier sind Ärzte und Pflegepersonal immer dienstags so edel, hilfreich und gut, als wäre Kranksein ein einziger evangelischer Kirchentag: umhegt von Gutmenschen, die nachts nicht schlafen können, wenn sie einmal bloß ein bisschen in Eile waren. Die Serie gehört zu den erfolgreichsten Dauerserien des »Ersten« und trägt vermutlich nicht wenig zur Verbreitung völlig illusorischer Vorstellungen vom deutschen Klinikalltag bei. Kein Wunder, wenn eine Studie zu dem Ergebnis kam, dass der Klinik-Realitätsschock von Menschen, die häufig Arztserien gucken, als besonders groß empfunden wird, »weil sie es aus dem TV gewohnt waren, dass sich Ärzte und Krankenschwestern viel Zeit für die Wehwehchen der Patienten nehmen«.[61] Nun müssen sie feststellen, wie die durchschnittliche Verweildauer eines Arztes am Krankenbett Einsteins Theorie widerlegt, dass nichts schneller sein kann als das Licht. Jetzt wissen sie es besser. Meist haben sie aber, wie wir auch, nun weder die Möglichkeit noch die Energie, etwas an den Verhältnissen zu ändern. Und wie uns glaubt man ihnen nicht, wenn sie von ihren Erfahrungen erzählen. Zugegeben: Es ist ja auch unglaublich, was einem im Krankenhaus widerfahren kann.

Einmal stellen wir fest, dass meine Mutter seit fast 24 Stunden in denselben Windeln liegt. Es sind 35 Grad in ihrem Zimmer. Ich lege Häubchen, Kittel, Handschuhe und Mundschutz ab, um eine Schwester aufzutreiben. »Meine Mutter trägt seit gestern Abend dieselben Windeln«, teile ich ihr mit. »Das kann ja gar nicht sein!« »Aber ja!«, beharre ich und lege meine lückenlose Indizienkette vor: »Mein Vater war heute früh hier, da lag meine Mutter noch in den Windeln von gestern Abend. Seitdem ist von der Familie ständig jemand bei ihr gewesen, aber niemand war da, die Windeln zu wechseln oder meine Mutter zu waschen, und wir haben jetzt 17 Uhr.« »Wissen Sie was«, geht die Schwester nun übergangslos in die Offensive, »das nächste Mal sprechen Sie einfach FREUNDLICH eine Schwester oder den Pfleger an und BITTEN darum, die Windeln zu wechseln. Jetzt werden Sie sich mal einen Moment GEDULDEN. Es kommt gleich jemand.« Sie sagt es, als hätten wir hier unsachliche Forderungen in der Größenordnung von fünfgängigen Gourmet-Menüs oder »Maniküre für alle!« gestellt. Außerdem: Ich war FREUNDLICH. Wir sind immer freundlich. Das ist ja unsere Strategie. Wir haben keine andere. Außer vielleicht Amok. Deshalb sage ich auch bloß: »Finden Sie nicht, es ist jetzt gerade etwas ungünstig?«, als mich ein paar Tage später die Physiotherapeutin aus dem Krankenzimmer schickt. Es ist zwölf Uhr. Das wieder einmal nicht pürierte Essen steht auf dem Tisch vor meiner Mutter. Ihr Klinik-Nachthemd ist bis über den Bauch hochgeschoben, darunter liegt sie nackt in offenen und wieder einmal übervollen Windeln. Wegen der unerträglichen Hitze, weil wieder niemand Zeit hatte, aber auch, weil sie mittlerweile so wund ist, dass ihre Rückseite aussieht wie Tartar. Trotzdem exekutiert die therapeutische Fachkraft nun ihre Pflichten an meiner Mutter. Oder eben das wenige, was inmitten dieses Chaos getan werden kann. Was das genau ist, kann ich nicht sagen. Ich weiß nur, dass die Therapeutin den Raum nach einer Viertelstunde wieder verlässt. Es ist einer der absoluten Tiefpunkte dieser Zeit. In seinen eigenen Exkrementen zu liegen, während gleichzeitig das Mittagessen vor einem steht, und dazu noch ein fremder Mensch als Zeuge dieser maximalen Entwürdigung. Da könnte man sehr gut ein wenig Diskretion, Verständnis und Einfühlungsvermögen brauchen. Stattdessen: Sture Plansollerfüllung. Ich will mir gar nicht vorstellen, wie meine Mutter sich gefühlt haben muss.

Arbeitsroutine erzeugt Gleichgültigkeit, die Übermacht der Sparzwänge und des ständigen Arbeitsdrucks Resignation. Man könnte Mitgefühl dafür aufbringen. Kaum ein anderer Berufsstand leidet so häufig unter stressbedingten Krankheiten wie die Krankenpflege. Jeder dritte hier Beschäftigte gab in einer vom Statistischen Bundesamt veröffentlichten Befragung an, massiv unter Zeitdruck und Arbeitsüberlastung zu leiden. Im Jahr 2007 fielen Pfleger wegen arbeitsbedingter Gesundheitsprobleme im Durchschnitt 38 Tage aus, 16 Tage mehr als andere Arbeitnehmer.[62] Gleichzeitig ist ausgerechnet einer der schwersten aller Berufe so unglaublich erbärmlich entlohnt, dass man als Krankenschwester eigentlich Taschentücher und Antidepressiva von der Steuer absetzen können müsste. 20 Prozent aller in der Krankenpflege Vollzeitbeschäftigten beziehen ein Bruttoeinkommen von unter 1.500 Euro und weitere 20 Prozent zwischen 1.500 und 2.000 Euro. Nur 13 Prozent bekommen mehr als 3.000 Euro brutto pro Monat.[63] Es gäbe damit ein paar sehr überzeugende Gründe, der Krankenschwester, nach der man vergeblich geklingelt hat, weil die Sondenkost mal wieder nicht ordentlich durchläuft, die den Patienten weder gewaschen noch ihm rechtzeitig die Medikamente verabreicht hat, einfach mal über den Kopf zu streichen und zu sagen: »Macht nichts, dass meine Mutter hier in ihrer Scheiße liegt. Sie haben es ja auch nicht leicht!« Aber dann wäre man praktisch der personifizierte Fertigzement für die Verhältnisse. Mit einem ›Ja, schlimm, wie überlastet Sie hier alle sind!‹ tut man nichts anderes, als eilfertigst ausgerechnet jene Zustände zu akzeptieren, die einen schneller als unbedingt nötig unter die Erde bringen könnten. Die einen ganze Lungenflügel kosten, dafür sorgen, dass nicht der linke, sondern der rechte große Zeh amputiert wird, dass Scheren in den Wunden vergessen werden, man langsam verhungert oder sich bis auf die Knochen wundliegt. Im »Pflegethermometer«, einer jährlich durchgeführten Studie, die die Arbeitsbelastung von Pflegenden in Krankenhäusern misst, steigt die Zahl der Mängel in der pflegerischen Versorgung, die mit der Arbeitsbelastung einhergehen, seit Jahren kontinuierlich an.[64] Das betrifft die Überwachung verwirrter Patienten, die Mobilisierung, die Lagerung, die Medikamentengabe, den Wechsel von Verbänden und natürlich Hygienemaßnahmen wie Mundpflege sowie die Gespräche mit Patienten, insbesondere mit Schwerstkranken, und die Unterstützung beim Essen. Die Ursachen liegen im rasanten Stellenabbau. Hinzu kommt, dass sich der Anteil jüngerer Pflegekräfte unter 35 Jahren deutlich verringert hat. Durch diese Altersverschiebung wächst das Risiko überlastungs- beziehungsweise krankheitsbedingter Ausfallzeiten, was den Pflege-Notstand weiter verschärft. Auch der wachsende Anteil von Teilzeitbeschäftigten zeigt Wirkung. Laut dem »Pflegethermometer« strebt jede vierte Pflegekraft aufgrund von Überforderung eine Reduzierung der Arbeitszeit an. Teilzeit aber bedeutet: Ständige Übergaben, Unterbrechungen im Arbeitsablauf und letztlich, dass sich niemand wirklich zuständig und verantwortlich fühlt. Mit Rücksicht auf knallhart reduzierte Personalschlüssel, auf immer mehr Betten für immer weniger Pflegepersonal würde man da auch und vor allem bei den Entscheidern völlig falsche Signale setzen. »Geht doch!« denken die sich, und: »Da ist sicher noch mehr Einsparpotential drin.« Oder: »Solange sich niemand wirklich deutlich beschwert, lassen wir einfach noch ein paar weitere Stellen unbesetzt.« Ist ja für einen guten Zweck: unser Gesundheitssystem am Leben zu erhalten. Muss man verstehen. Braucht man aber nicht. Wie gerade in einer aktuellen Studie nachgewiesen wurde, sind 23 Prozent der 176 Milliarden Euro Gesamtausgaben der gesetzlichen Krankenversicherung von 2010 bürokratischen Abläufen geschuldet. In der Industrie würde dieser Anteil bloß bei 6,1 Prozent liegen. »Durch schlankere Strukturen ließe sich der Beitragssatz in der gesetzlichen Krankenversicherung von derzeit 15,5 Prozent auf 14,2 Prozent senken.«[65] Und man hätte endlich Geld für eine Versorgung der Patienten, die den Namen verdient. Kleine Fußnote: Kurz nach Veröffentlichung der Studie und nachdem die Patientenschutzorganisation »Deutsche Hospiz Stiftung« noch einmal deutlich das Ausmaß an Bürokratie kritisiert hatte (»Von den Milliarden, die für den Kontroll- und Bürokratisierungsaufwand im Gesundheitswesen verschleudert werden, haben die Schwerkranken und Pflegebedürftigen nichts«[66]), versucht die BARMER GEK ein besonders durchsichtiges Ablenkungsmanöver: Der Vorstandsvorsitzende der BARMER GEK, Dr. Christoph Straub, mahnt die Krankenhäuser, den ökonomischen Druck für überfällige Strukturanpassungen zu ›nutzen‹. Er schlägt weniger stationäre, mehr ambulante Behandlungen vor, als »beste Voraussetzung, um sich im Markt Wettbewerbsvorteile zu verschaffen«.[67]

Es gibt einen guten Grund für das Ablenkungsmanöver: Die sechsstelligen Bonuszahlungen und eine bis zu 20-prozentige Erhöhung der Bezüge der Vorstände der Krankenkassen.

So viel Verständnis gestresste Pflegekräfte auch verdient haben, man nickt damit mehr ab als die jeweils aktuelle Nachlässigkeit. Und man bringt sich selbst in Gefahr.

Gerade Menschen mit dem Aggressionspotential einer Friedenstaube landen leicht in den Aufmerksamkeits-Outbacks des Klinikpersonals. Solange ein Tag nur 24 Stunden hat und Gott den menschlichen Körper nicht mit noch einem, besser noch zwei Paar Armen nachrüstet, müssen Pfleger und Pflegerinnen zwangsläufig große Unterschiede zwischen den Patienten machen. Unterschiede, die gelegentlich auch über Leben und Tod, ganz oft aber eben auch darüber entscheiden, wie viel Zeit man in vollen Windeln verbringt. Hier das Ranking, wie wir es erlebt haben:

Platz 1: Die Privatversicherten. Sie erhalten nicht zwangsläufig die optimale Behandlung. Aber laut einer Befragung der AOK Rheinland/Hamburg bekommen sie schon bei den niedergelassenen Ärzten deutlich schneller einen Termin. Beim Kardiologen etwa erhielten Kassenpatienten durchschnittlich erst nach 71 Tagen einen Termin, der Privatpatient musste nur 19 Tage warten. Beim Augenarzt gab es einen Unterschied von rund 37 zu 16 Tagen.[68] Zeit genug, um sich zu fragen: Was denkt eigentlich ein Arzt, weshalb man ihn aufsucht? Um das jährliche Veranstaltungsprogramm mit ihm zu besprechen? Um mal zu gucken, ob er noch lebt? Um zu sagen: Ja, es hätte Hautkrebs sein können, aber hetzen Sie sich bloß nicht? Im Krankenhaus ist es nicht anders, so eine Erhebung der Wissenschaftlichen Hochschule Lahr und der Technischen Universität Ilmenau. Dies gilt selbst bei lebensbedrohlichen Krankheiten wie Krebs und akutem Behandlungsbedarf wie einem Knöchelbruch.[69] Als Privatpatient liegt man dagegen längst schon im Zweibettzimmer und hat die meisten Voruntersuchungen bereits hinter sich, ehe noch der erste Kassenpatient bei der Anmeldung seinen Namen genannt hat. Die Vorzugsbehandlung garantiert wie gesagt zwar noch nicht die richtige Behandlung und einen wirklich guten Arzt, wie auch von Dr. Bernd Hontschik ausgeführt. Aber immerhin hat man beim Service schon mal die Nase vorn. (Ich habe solch eine Zusatzversicherung fürs Krankenhaus nach einer großen Kieferoperation abgeschlossen. Damals war es zu Komplikationen gekommen. Während alle Mitpatienten schon längst wieder normal runde Backen hatten, sah ich wochenlang unverändert wie einer dieser Schwellköpfe der Mainzer Fastnacht aus. Niemand konnte mir erklären, weshalb das so war. Der Arzt versuchte es erst gar nicht. Er war praktisch nie mehr an meinem Bett anzutreffen. Ich habe damals sehr viel Zeit in zugigen Fluren und vor Operationssälen herumlungernd damit verbracht, den Operateur wegen einer Stellungnahme aufzutreiben. Sechs Wochen lang wurde alles Mögliche an mir ausprobiert, um die Schwellung in den Griff zu bekommen. Ohne Erfolg. Bis jemand auf die glorreiche Idee kam zu röntgen. Am Ende stellte sich heraus, dass eine der Schrauben der Titanplatten, die man mir eingesetzt hatte, nicht richtig festgedreht war, was zu einer dauerhaften Entzündung geführt hatte. Bei der nächsten Operation war ich dann schon privat versichert und durfte erleben, wie der Herr Professor jeden Tag ganz aus eigenem Antrieb an meinem Bett erschien, während sich draußen im Flur vermutlich härtere Fälle nach seiner Anwesenheit verzehrten. Aber er wollte sich nach meinem Befinden erkundigen und verließ nach »Ganz gut!« sofort wieder den Raum. Zehn Tage lang. Diese Besuche wurden als »Chef-Visite« abgerechnet. Abgerechnet wurde auch das Röntgen der Lunge, das gar nicht stattgefunden hatte, wie ich auch meiner Versicherung mitgeteilt habe, die das aber kein Stück interessierte.)

Platz 2: Das Rumpelstilzchen und seine Verwandten. Sie sind nicht privat versichert, verfügen aber über die zweitbesten Voraussetzungen auf Aufmerksamkeit: ausreichend Durchsetzungsvermögen und keinerlei Hemmungen, auf der Station den dritten Weltkrieg anzuzetteln, wenn etwas gnadenlos schiefläuft. Sollte das Rumpelstilzchen etwas geschwächt sein, schließlich ist es krankheitsbedingt in der Klinik und nicht so ganz auf der Höhe seiner Möglichkeiten, selbst so viel Wind zu machen, dass der Deutsche Wetterdienst eigentlich eine Sturmwarnung herausgeben sollte, hat es Angehörige und/oder Freunde, die das übernehmen. Das kann Leben retten, so wie kürzlich der Mutter einer Freundin. Die Mutter war bereits stark abgemagert, doch das Klinikpersonal hatte nicht drauf geachtet, dass die Patientin einfach nichts zu sich nahm. Das Essenstablett wurde offenbar über Tage voll hingestellt und voll wieder abgeräumt. Bis die Tochter insistierte. Freundlich, aber bestimmt. Dann passierte endlich etwas. Die Mutter wurde nun über eine Nasensonde ernährt. Könnte sein, dass ihr das das Leben gerettet hat. Uns wurde oft zum Modell ›Rumpelstilzchen‹ geraten. »Machen Sie ruhig Ärger!«, sagte man uns. »Die Ärger machen, bekommen, was sie wollen.« Wir fanden das immer schwierig. Es entspricht so gar nicht unserem Naturell, gleich auf jede Palme zu klettern, die so herumsteht. Ein Fehler, würde ich heute sagen. Ein möglichst niedriges Erregungsniveau, eine ordentliche Portion Skepsis und die Bereitschaft, wenn es sein muss, den austrainierten Choleriker zu geben, gehören ebenso wie Kulturbeutel, Morgenmantel und ausreichend Münzen für den Telefon- und Fernsehkartenautomaten unbedingt mit in das Klinik-Survival-Paket. Am besten ist sowieso, man bringt seine Wut schon ein bisschen vorgegart mit ins Krankenhaus. Nur damit sie ganz sicher auch in den zwei Minuten ihre Betriebstemperatur erreicht, die man maximal Zeit hat, das Wort an einen Arzt oder eine Schwester zu richten. Immer noch besser, als sie mit einer Geiselnahme zum Bleiben und Zuhören zu bewegen.

Platz 3: Die Dulder und ihre Anverwandten. Von ihnen träumen Klinikkonzerne, wenn sie mal wieder über eine Personalkürzung nachdenken. Frei nach dem Fontane-Zitat »Alles verstehen heißt alles verzeihen« fallen diesen Ja-Sagern tausend gute Entschuldigungen dafür ein, weshalb der Arzt wieder nicht zugehört hat und die Schwester zwar bereits eine Stunde weiß, dass man mal auf die Toilette möchte, aber offenbar plant, einem zu einem neuen Weltrekord im Einhalten zu verhelfen. Auf keinen Fall wollen Dulder den gestressten Beschäftigten noch mehr Unbill verursachen. Deshalb sagen sie auch tapfer »Macht ja nichts!«, wenn der Arzt zum dritten Mal ihre Vene verfehlt oder man ihnen in zehn Tagen nicht einmal die Haare wäscht. So wie meine Mutter, die immer noch mit wirklich allen Mitgefühl hatte. Egal, wie fett der Bock war, der in ihrem Krankenzimmer erlegt wurde. Die immer fragte, ob wir den Schwestern auch wirklich etwas für die Kaffeekasse gegeben haben (»und hoffentlich nicht so wenig!«). Die stets meinte, wie hart der Beruf ist und wie sehr sie die bewundert, die ihn ausüben. Alle fanden sie wahnsinnig nett. Eine ziemlich gefährliche Einschätzung. Nicht umsonst schreiben die beiden amerikanischen Autoren und Medizinexperten Joe and Teresa Graedon auf ihrer Top-10-Liste der Dinge, die einen vor Medizinfehlern bewahren: »Freundlichkeit kann Sie umbringen.«[70]

Platz 4: Einzelkämpfer. Sie befinden sich ganz am Ende der Aufmerksamkeitsskala und genießen bisweilen kaum mehr Beachtung als die Bodenreform in Timbuktu. Ganz ohne Angehörige oder Freunde, die mal eben nachfragen, wie lange dem Patienten die Zähne nicht mehr geputzt wurden oder wann man gedenkt, die Bettwäsche zu wechseln. Wenn das Erbrochene schon hübsche kleine Schimmelmützchen trägt oder vielleicht schon vorher? Zumal, wenn sie alt UND einfach zu krank sind, um berechtigte Ansprüche anzumelden. Nicht auf irgendwelche Extraleistungen. Es geht um Selbstverständliches wie regelmäßige Mahlzeiten, Grundhygiene und pünktliche und korrekte Medikamentengabe. Schön wäre natürlich auch, jemand würde regelmäßig schauen, ob man noch atmet. Einfach bloß auf Mitleid und Verständnis zu hoffen, ist die denkbar ungünstigste Strategie im hektischen Klinikalltag. Dort muss man starke Reize setzen. Wir haben es in der Reha erlebt und erleben es nun auch in der Strahlenklinik: Wo niemand da ist, der sich beschwert, der fordert, nörgelt, den Mund aufmacht, schön Wetter macht und lobt, da breiten sich die Versorgungslücken aus wie Fußpilz. Dort spart man sich die Zeit, die einem woanders mit sehr viel mehr Hartnäckigkeit abverlangt wird.

Ich lese, dass sich manche in der Krankenpflege versuchen, gleichgültig zu machen angesichts der Zumutungen des Klinikalltags, die Empathie ausschalten. Als innere Barriere gegen die Ohnmacht. Dieses »Coolout« befähige unmerklich, sich in einem defizitären Alltag einzurichten.[71] Man beginnt hinzunehmen, wogegen man angehen müsste. Bis man es eigentlich gar nicht mehr so schlimm findet, dass da einer seit Stunden in seinen vollen Windeln liegt oder dringend einmal umgelagert werden müsste. Solange er sich nicht beschwert …

An einem Abend fahre ich gegen 19 Uhr ein zweites Mal an diesem Tag in die Klinik. Es hieß, meine Mutter müsse zum Röntgen. Verdacht auf Lungenentzündung. Ich will sie in die Röntgenabteilung begleiten. Als ich in ihr Zimmer komme, ist sie nicht mehr da. Keiner weiß, wie lange sie schon weg ist und wann sie wieder zurückgebracht wird. Die Abteilung, in der meine Mutter nun sein soll, befindet sich im Hauptgebäude, ein paar Gehminuten entfernt von dem Haus mit der Bestrahlungsstation. Die Beschilderung ist so verwirrend, dass ich mich irgendwann in den Katakomben der Klinik wiederfinde und erst mal ewig durch menschenleere Gänge irre. Kurz überlege ich, ob hier vielleicht noch andere Angehörige sind, die es einfach nicht mehr bis nach draußen geschafft haben. Und ich habe ein wenig Angst, dass man die Tore dieser Unterwelt für die Nacht schließen könnte, bevor ich einen Ausgang gefunden habe. Zumal ich nicht mal telefonieren kann in diesem unterirdischen Funkloch. Schließlich entdecke ich die richtige Abteilung und endlich auch meine Mutter. Sie liegt in einem Nebenraum der Röntgenabteilung. Im Dunkeln. Ganz allein. Sie ist so froh, mich zu sehen. Sie sagt, sie hatte Angst. Sie fragt, weshalb sie hier ist und wieso man sie nicht zurückbringt in ihr Zimmer. Nebenan herrscht noch Hochbetrieb. Keiner hat Zeit, niemand weiß, wann meine Mutter wieder zurück gebracht wird. Ich warte eine halbe Stunde mit ihr, aber ich habe eine Verabredung mit einem handylosen Freund in der Stadt. Und ja: Ich halte sie ein, obwohl ich dafür meine Mutter in diesem dämmrigen Raum zurücklassen muss. Noch so ein Bleibebild: »Mutter alleingelassen!«

Die Bestrahlung arbeitet bei meiner Mutter mit beinharter Gründlichkeit so ziemlich alle Nebenwirkungen ab, die auf ihrem Beipackzettel angekündigt waren. Nichts lässt sie aus. Meine Mutter verliert büschelweise Haare, ihre Stirn ist wie von einem pelzigen Belag überzogen. Das Schlimmste aber ist eine Art Sterben-Generalprobe schon in der ersten Woche. Spätabends ruft die Ärztin an. Meine Mutter sei nicht »wiedererweckbar«. Mein zukünftiger Mann und ich fahren sofort ins Krankenhaus und treffen dort meinen Vater und meine Schwester. Wir stehen in diesem gleißenden Neonlicht um ihr Bett herum. Ich denke: Das ist also das Sterben. Und: Kann ja gar nicht sein. Ist unmöglich. Niemand sagt etwas. Worüber sollten wir hier auch sprechen? Dass dieses Jahr des Überlebens, das uns in Aussicht gestellt wurde, ein verdammt kurzes war? Ob wir nicht vielleicht noch einen Aufschub bekommen könnten? Bittebittebittebitte!! Möglicherweise ist es ja so das Beste für sie. Einfach weg sein. Mütter sterben vor ihren Kindern. Das ist der Plan der Natur. Meine Mutter würde das so sehen. Unbedingt. Nicht mal in Gedanken hätte sie sich ausmalen wollen, wie es wäre, den Tod eines ihrer Kinder zu erleben. Aber es geht ja hier nicht um entweder sie oder ich. Als Kind habe sie sich am liebsten ›hinterm Handtuchhalter‹ versteckt, hatte sie uns erzählt. Vielleicht ist sie ja gerade dort. Oder sie ist nun für die Ewigkeit in ihrem Kindertraum gefangen: Sie fällt von einem unbestimmten Oben ganz tief. »Manchmal konnte ich dann fliegen. Das war schön!«

Tatsächlich bewegt sie sich nun ein wenig. Ihr Atem wird regelmäßiger, sie scheint sich aus ihrer Bewusstlosigkeit sehr langsam weiter nach oben zu kämpfen. Die Ärztin erklärt, der Zustand meiner Mutter wäre vermutlich durch Wassereinlagerungen im Hirngewebe verursacht worden. Sie habe meiner Mutter Kortison gegeben, damit würde nun das zusätzlich eingelagerte Wasser aus dem Hirngewebe ausgeschwemmt und so der Druck reduziert. Sanft gleitet meine Mutter nun in einen Tiefschlaf, der aussieht, als wäre er ganz normal. Wir fahren nach Hause mit einem Gefühl, als hätten wir gerade eine dieser Katastrophenübungen absolviert, die auf Flughäfen oder Kreuzfahrtschiffen stattfinden. Bloß dass man keinerlei Trainingseffekt spürt. Mag sein, dass man für das Leben lernen kann, für das Sterben definitiv nicht.

Meine Mutter erinnert sich am nächsten Tag an nichts. Wir absolvieren den täglichen Ausflug zum Bestrahlungsraum. Diesmal schiebt ein Student das Bett. Da ich mittlerweile zum Alleinunterhalter mutiert bin, in dem festen Willen, überall nur in allerbester Erinnerung zu bleiben und meine Mutter so gut wie möglich von allem abzulenken, was ihr gerade widerfährt, scherzen wir den ganzen, weiten Weg bis zum Bestrahlungsraum. Darüber, dass der Tumor ihr so viele attraktive junge Männer ans Bett spült, als würde er nebenberuflich in einer Partnervermittlung arbeiten. Das funktioniert leider nur, bis wir warten müssen. Meine Mutter hat Angst vor dem leeren Saal, der bis auf den letzten Quadratzentimeter vollgestopft ist mit Einsamkeit. Über eine Kamera kann ich sie von der Steuerungszentrale aus sehen. Es ist, als würde man durch ein Teleskop einen weit entfernten Planeten betrachten. Meine Mutter wird mit der Maske auf der Liege festgeknöpft, damit sie sich bloß nicht bewegt und die Strahlenkanone sie punktgenau beschießen kann. Die hier arbeiten, sprechen derweil über das Kantinenessen, über Wochenendpläne und über den Stress. Ich beneide sie glühend um ihre langweiligen Themen.

An einem der letzten Tage vor der geplanten Entlassung sagt mir eine Ärztin auf dem Flur, sie hätte da etwas Besonderes für uns arrangiert. Meine Mutter könnte in der Palliativstation einer Klinik einchecken. Dort würde man sich intensiv darum kümmern, dass sie nach der anstrengenden Bestrahlung wieder zu Kräften kommt. Ich bin gerührt. Auch noch, als ich meine auf der Palliativstation angelieferte Mutter in ihrem Erbrochenen liegend finde.

Während wir ewig auf einen Arzt oder eine Schwester oder irgendjemand warten, der sich um meine Mutter kümmert, fragt sie: »Muss ich jetzt sterben!« »Wieso denkst du das?«, will ich wissen. »Hier sind doch nur Leute, die sterben müssen.« »Nein«, will ich sie beruhigen. »Das ist nicht richtig. Du bist hier, damit es dir bald wieder besser geht.« Aber das stimmt ja nicht. Sie ist hier, weil wieder mal niemand zugehört hat. Meine Mutter hat keine Schmerzen, gewöhnlich die Eintrittskarte für diese auf Schmerzlinderung bei unheilbar Kranken spezialisierte Station. Entsprechend ratlos ist auch die Ärztin, als sie endlich ins Zimmer kommt. »Keine Schmerzen? Weshalb sind Sie dann hier?« Ich erzähle, dass meine Mutter vor allem nachts sehr unruhig ist, kaum schläft. Sie sagt, man werde sich dann also darum kümmern. Am Nachmittag rufe ich in der Strahlenklinik an, um mich bei der netten Ärztin zu erkundigen, weshalb man meine Mutter eigentlich in eine Palliativstation überwiesen hat. Sie ist in Urlaub. Stattdessen antwortet ein Kollege. Man habe einfach sichergehen wollen, dass meine Mutter ihre Medikamente regelmäßig einnimmt. Ich frage: Wie man darauf kommt, dass wir zu Hause nicht dafür sorgen könnten? Seine Kollegin dachte, sagt der Arzt, der Pflegedienst käme nur drei Mal die Woche zu uns. »Drei mal am TAG!«, sage ich und dass wir das DEUTLICH zum Ausdruck gebracht hätten. Aber DEUTLICH ist in diesem Krankenhauskosmos ohnehin keine große Hilfe. Nirgends. »Schade, dass Ihre Mutter immer so appetitlos war!«, hatte uns die Essensverantwortliche in der Strahlenklinik verabschiedet. Nicht der letzte Nachweis, dass sich gerade die eifrigsten Gutmeiner oft als die größten Enttäuschungen entpuppen.

Um 10 Uhr morgens waren meine Mutter und ich auf der Palliativstation angekommen. Ich blieb bis 13 Uhr bei ihr, bis mein Vater kam, um den Nachmittag bei meiner Mutter zu verbringen. Da mein Vater kein Handy hat, rufe ich nachmittags um halb vier noch einmal im Schwesternzimmer der Palliativstation an. Ich frage, ob meine Mutter mittlerweile etwas zu essen bekommen, ob mal jemand nach den Windeln geschaut hat? Nein, heißt es und dass es gerade sehr ungünstig sei. »Wir haben im Moment Übergabe!« Meine Mutter hat den ganzen Tag nichts in den Magen bekommen und liegt seit acht Uhr morgens in derselben Windel. Willkommen bei den Superhelden der Menschlichkeit! Oder wie man hier auf der Palliativstation den biochemischen Prozess der absoluten Fürsorge so warmherzig beschreibt: Medizinische, physische, psychische und spirituelle Sorge um die Patientinnen und Patienten sollen verschmelzen.

Interview mit Birgit K.

Auch die Beschäftigten leiden unter den Verheerungen der beinharten Gewinnorientierung und der Sparpolitik. Auch dort herrscht zunehmend Unmut über die sich stets verschlechternden Arbeitsbedingungen, geraten die so wichtigen Gründe, diesen Beruf überhaupt zu ergreifen, immer mehr in den Hintergrund. Ich will wissen, ob und wie sich der Alltag von Krankenschwestern in den letzten Jahren verändert hat, und treffe mich mit Birgit K. Die 43-Jährige ist verheiratet und Mutter von zwei Kindern. Sie arbeitet Vollzeit als Krankenschwester in einer vor einigen Jahren privatisierten Klinik.

Warum sind Sie Krankenschwester geworden?

Das war für mich mein absoluter Traumberuf. Ich mag es, mit Menschen zu tun zu haben, helfen zu können. Die Kommunikation macht mir Freude und natürlich auch die Anerkennung, das Feedback von den Patienten.

Würden Sie den Beruf also auch jungen Leuten empfehlen?

Von alldem ist ja fast nichts mehr übrig. Das Berufsbild hat sich komplett verändert. Es stimmt gar nichts mehr: Die Arbeitsbedingungen sind sehr viel härter, es fehlt die Anerkennung, die Bezahlung ist sehr schlecht und es gibt kaum noch unbefristete Arbeitsverträge.

Wieso haben sich die Arbeitsbedingungen so verschlechtert?

Es wird einfach knallhart an Personal gespart. Gleichzeitig sind die Fallzahlen ständig gestiegen. Das heißt: Die Verweildauer der Patienten hat sich deutlich verkürzt, wir haben viel mehr Durchlauf. Das bedeutet auch: Mehr Aufnahmen, mehr Bettenauslastung, mehr Wechsel, kürzere, aber umso intensivere Betreuung und vor allem mehr Dokumentation. Wir sind einfach zu wenige für zu viele Patienten. Vier Vollschwestern für 35 Patienten – das geht oft weit über die Grenzen der Belastbarkeit.

Wird diese Überlastung nicht auch von der Klinikleitung gesehen?

Dort ist man der Meinung, dass andere anderswo ja auch mit diesem Stellenschlüssel über die Runden kommen. Wenn überhaupt, wird nicht neu eingestellt. Es kommen von Leiharbeiterfirmen, die auch zum Unternehmen gehören, stunden-, tage- oder wochenweise Arbeitskräfte. Das ist heikel, weil nicht alle Teilzeitkräfte über die entsprechenden Qualifikationen verfügen, und schwierig, was die Arbeitsatmosphäre, das Teamwork anbelangt. Aber es wird ohnehin nicht gern gesehen, wenn wir uns zu gut verstehen.

Eigentlich profitiert doch ein Unternehmen, wenn die Arbeitsatmosphäre gut ist?

An sich schon. Weil man sich viel eher abspricht und auch mal für eine kranke Kollegin einspringt. Andererseits bedeutet es, dass wir gegenüber der Klinikleitung an einem Strang ziehen können, uns in vielem einig sind, zum Beispiel darüber, dass das Arbeitsaufkommen kaum noch zu bewältigen ist.

Was passiert da genau?

Manchmal kommen wir vor lauter Stress gar nicht mehr dazu, uns die Patienten genauer anzuschauen. Auch mal etwas wahrzunehmen, das nicht unmittelbar mit dem zu tun hat, weshalb sie hier bei uns auf der Station sind. Aus Zeitmangel dokumentiert man den Zustand des Patienten sogar auch mal, ohne ihn überhaupt zu Gesicht bekommen zu haben. Das macht mir richtig Angst. Es kann einfach immer mal etwas Gravierendes passieren.

Wer wäre dann schuld?

Ich natürlich. Es gibt allerdings die Möglichkeit, dass man diese Engpässe dokumentiert. Man weist darauf hin, dass man mit der minimalen Besetzung eben nicht ordentlich arbeiten konnte. Das nennt sich Überlastungsanzeige, und das mache ich auch, wenn es ganz arg wird. Damit bin ich vor dem Gesetz nicht mehr verantwortlich, wenn ich etwa nicht mitbekomme, dass es einem Patienten schlechter geht. Wie soll ich bei so vielen Menschen auch alles im Griff haben können? Das ist unmöglich.

Wenn man ohnehin wenig Zeit hat, ist das ja eine zusätzliche Belastung, auch dafür noch ein Formular auszufüllen?

Ja, aber ich will einfach nicht den Kopf hinhalten für etwas, das nicht auf meine Rechnung geht.

Es darf dann eigentlich gar nichts außer der Reihe passieren?

Aber das tut es ja ständig. Ganz einfach, weil wir es ja mit Menschen zu tun haben. Da braucht doch nur ein Angehöriger eine Schwester zu okkupieren, weil er etwas erklärt haben möchte oder weil er besondere Wünsche hat. Oder ein Patient hat die Narkose nicht vertragen und spielt gerade mal ein bisschen verrückt. Dann hat einer sein Essen stehen lassen oder er trinkt nichts. Einer hat plötzlich Bluthochdruck. Irgendwas ist immer. Ein Problem ist auch, dass die Ärzte kaum noch Zeit haben, mit den Angehörigen oder den Patienten zu sprechen. Wir aber sind nicht autorisiert, Auskunft zu geben. Besonders am Telefon ist das manchmal heikel.

Sprechen Ärzte nicht gern mit Angehörigen?

Sie haben kaum Zeit dazu. Ihnen geht es ja nicht anders als uns Krankenschwestern. Auch bei ihnen ist der Druck gewachsen: mehr Fallzahlen, mehr Aufwand. Eigentlich brauchen wir einen Arzt, der nur für Angehörige zur Verfügung steht.

Verstehen Sie, wenn Patienten und Angehörige da auch mal energisch einfordern, was eigentlich selbstverständlich sein sollte?

Ich habe Verständnis dafür, dass manche nicht zufrieden sind, weil so vieles auf der Strecke bleibt. In erster Linie ja auch das Gespräch. Allerdings, wenn jemand klingelt, weil er das Kissen aufgeschüttelt haben möchte, obwohl er das selbst tun könnte, ich finde, das geht zu weit. Es ist sicher ein sehr schmaler Grat zwischen berechtigten und überzogenen Ansprüchen. Meine Erfahrung ist aber, dass die meisten Patienten Rücksicht nehmen und voller Hochachtung dafür sind, was wir leisten.

Uns wurde oft gesagt, dass man richtig Ärger machen muss, um Aufmerksamkeit zu bekommen. Um in dieser endlosen anonymen Patientenkarawane nicht unterzugehen. Ist da was dran?

Einmal sind Patienten keine anonyme Masse. Und: Man kann auch mit Freundlichkeit sehr viel erreichen. Wir tun ja unser Möglichstes, und oft noch darüber hinaus. Dafür will man sich dann nicht noch beschimpfen lassen oder unterstellt bekommen, man sei nicht am Wohl des Patienten interessiert. Die Patienten erkennen durchaus an, was wir leisten, und sie bedanken sich oft gerade dafür, wie wir unter diesen ja wirklich schwierigen Bedingungen dennoch eine so gute Arbeit abliefern. Wenn manches etwas länger dauert, dann sind ja nicht wir die richtige Ansprechperson, sondern der Vorstand.

Aber der läuft nun mal leider sehr selten einfach so in den Klinikgängen herum …

Er wird wissen, warum.

Was können Angehörige noch sehr gut, außer den Betrieb aufzuhalten?

Angehörige haben so viele wichtige Aufgaben. Sie kennen den Patienten ja sehr viel besser als die Ärzte oder die Schwestern. Sie wissen viel früher, wenn etwas nicht stimmt. Sie können dem Patienten viel Stabilität geben und das Gefühl, aufgehoben zu sein, nicht allein. Sie können auch viele Dinge übernehmen, für die wir ja immer weniger oder gar keine Zeit haben. Zum Beispiel darauf achten, dass genug getrunken wird, oder dem Kranken einfach Gesellschaft leisten. Angehörige sind ganz wichtig. Aber auch das macht mir Angst: Was ist, wenn ich später einmal selbst in die Situation komme? Wenn dann niemand da ist, der das für mich tut? Wir Krankenschwestern schaffen das jetzt schon nicht. Obwohl: Letzten Monat gab es das erste Mal seit Jahren einen Tag, an dem einmal weniger zu tun gewesen ist. Da habe ich dann bei einer älteren Patientin gesessen und sie gefüttert. Wir haben uns unterhalten. Das war einfach schön. Da wusste ich, das ist eigentlich ein ganz wunderbarer Beruf.

Warum wechseln Sie nicht einfach die Stelle? Das Krankenhaus?

Ich habe noch einen Vertrag, wie er heute gar nicht mehr angeboten wird. So traurig mein Einkommen ist, aber selbst das wird heute noch unterboten. Sowohl was den Verdienst anbelangt als auch andere Konditionen wie etwa Laufzeit oder Urlaubsanspruch. Wenn ich woanders neu anfangen würde, dann unter sehr viel schlechteren Vorzeichen. Das kann ich mir einfach nicht erlauben. Ich habe schließlich zwei Kinder zu versorgen.

Die Guten sind nicht immer die Besten

›Pallium‹ ist lateinisch und bedeutet ›Mantel‹. Das ist die Grundidee der Palliativarbeit: Schwerstkranke in Fürsorge, Geduld, Mitgefühl, Interesse, Verständnis und der Wirkung von ein paar 1-A-Schmerzmitteln wie in einem Mantel zu umfangen. Laut der 1994 gegründeten Deutschen Gesellschaft für Palliativmedizin ist sie »ein Ansatz zur Verbesserung der Lebensqualität von Patienten und ihren Familien, die mit Problemen konfrontiert sind, welche mit einer lebensbedrohlichen Erkrankung einhergehen. Dies geschieht durch Vorbeugen und Lindern von Leiden durch frühzeitige Erkennung, sorgfältiger Einschätzung und Behandlung von Schmerzen sowie anderen Problemen körperlicher, psychosozialer und spiritueller Art.«[72] Es ginge nicht darum, dem Leben mehr Tage zu geben, sondern den Tagen mehr Leben, so brachte einst Dame Cicely Saunders diese allerbesten Absichten auf den Punkt. Die britische Ärztin, Sozialarbeiterin und Krankenschwester hatte 1967 in einem Londoner Vorort mit dem »St. Christopher's Hospice« das erste moderne stationäre Hospiz weltweit gegründet. Es gilt als das ›Mutterschiff‹ der Bewegung, als Keimzelle der Palliativmedizin. Cicely Saunders stellte für die Arbeit im Hospiz zu ihrer Zeit folgende Prinzipien auf, die heute noch das Terrain abstecken sollen, auf dem sich die Palliativmedizin bewegt:

> Die Behandlung des Patienten erfolgt in der Umgebung seiner Wahl. Das heißt: Entweder ambulant, stationär, zu Hause oder im Pflegeheim.

Die physischen, psychischen, sozialen und spirituellen Bedürfnisse von Patienten, Angehörigen und Behandlungsteam werden beachtet (ganzheitlicher Ansatz).

Es gilt der Grundsatz »High person, low technology«, das heißt, das Menschliche tritt in den Vordergrund, das nur mit viel technischem Aufwand Machbare in den Hintergrund. Ziel der Therapie ist die Lebensqualität des Patienten.

Die individuelle Behandlung jedes Patienten erfolgt durch ein multidisziplinäres Team.

Offenheit und Wahrhaftigkeit sind Grundlage des Vertrauensverhältnisses zwischen allen Beteiligten.

Die Symptomkontrolle (Schmerzen, Durst, Luftnot und andere Symptome) erfolgt durch Spezialisten.

Fachliche Pflege wird durch speziell geschulte Pflegekräfte gewährleistet.

Ehrenamtliche werden in die Behandlung integriert.

Das Behandlungsteam wird zentral koordiniert.

Kontinuierliche Betreuung des Patienten und seiner Angehörigen bis zum Tod beziehungsweise in die Trauerzeit hinein.

Bejahung des Lebens, Akzeptanz von Sterben und Tod als Teil des Lebens. Der Tod wird weder beschleunigt noch hinausgezögert. Aktive Sterbehilfe wird strikt abgelehnt.

Forschung, Dokumentation und Auswertung der Behandlungsergebnisse dienen als Korrektiv.

Unterricht und Ausbildung von Ärzten, Pflegekräften, Sozialarbeitern, Seelsorgern und Ehrenamtlichen.[73]

Wer weiß, wie der Sterberegelfall noch vor wenigen Jahren aussah, wie viele Menschen in totaler Trostlosigkeit, Anonymität, Einsamkeit in Krankenhaus-Abstellkammern regelrecht verreckt sind, wie Schwerkranke um ein bisschen Schmerzlinderung, meist vergeblich, betteln mussten und wie es beinahe einfacher war, in jeder durchschnittlichen Großstadt illegal an eine Bodenluftrakete zu kommen als in einem Krankenhaus an ausreichend Morphin oder verwandte Medikamente, der kann erahnen, wie dringend notwendig ein Umdenken war. Umso beeindruckender die Rasanz, mit der sich die Hospiz- und die palliative Versorgung entwickelt hat. Der Deutsche Hospiz- und PalliativVerband rechnet vor: »Während es 1996 nur 30 stationäre Hospize und 28 Palliativstationen gab, sind es 2011 bereits 179 stationäre Hospize und 231 Palliativstationen. Zudem verzeichnen wir seit 2008 mehr Palliativstationen als stationäre Hospize«.[74] Auch die Zahl der ambulanten Hospiz- und Palliativdienste hat sich im gleichen Zeitraum mehr als verdreifacht. Seit 2008 verfügt Deutschland über rund 1.500 ambulante Einrichtungen, einschließlich der Dienste für Kinder. Es läuft bestens für das Gute, und das einzig Böse scheinen bloß mal wieder die Kassen zu sein. Immer wieder wird Sterbenden offenbar der Aufenthalt im Hospiz versagt. Besonders häufig in Hamburg und Schleswig Holstein: Die Rate der abgelehnten Anträge liege dort, so Benno Holze vom Deutschen Hospiz- und PalliativVerband,[75] »bis zu 20 Mal höher!«. Verlegen Sie Ihr Sterben also besser nach Süddeutschland (oder nehmen Sie sich sofort einen Anwalt, sobald der Medizinische Dienst der Krankenkassen Ihrem Schwerkranken den Anspruch auf eine stationäre Hospizversorgung verwehrt).

Es ist eine wertvolle und wichtige Arbeit, die die Palliativmedizin leistet. Sie ist enorm sinnstiftend und schwer. Schwerer jedenfalls, als sich neue Nagellackfarben auszudenken oder noch einen Spot für ein Waschmittel oder den ganzen Tag an der Supermarktkasse zu sitzen. So jedenfalls denken wir. Deshalb legt sich Pallium – der Mantel – nicht nur fürsorglich um den Schwerkranken und seine Angehörigen. Er hüllt wie eine undurchdringliche Rüstung aus Bewunderung und Hochachtung praktisch alle in diesem Bereich Beschäftigten ein. Man stelle sich nur vor, bei einem Essen mit weniger guten Bekannten zu sitzen. Wie üblich entspinnt sich irgendwann ein heiteres Berufe-Abfragen. Bis eine oder einer sagt: »Ich arbeite auf einer Palliativstation« oder »im Hospiz«. Wer will jetzt noch so etwas Lapidares wie ›Grafiker‹ oder auch bloß ›Zahnarzt‹ in die Runde werfen, wo man praktisch mit Albert Schweitzer UND Mutter Theresa an einem Tisch sitzt. So dankbar sind wir jenen, die uns ein ›gutes Sterben‹ versprechen und uns von einer Selbstbeteiligung am Sterben anderer befreien, dass wir sie als eine Art personifizierte Moral-Speichermedium betrachten. Befeuert wird diese Idee vor allem auch von einem höchst überzeugenden Eindrucksmanagement. In Medienberichten werden die Palliativ- und Hospiz-Protagonisten wie Heilige inszeniert, als würden sie übers Wasser gehen, das Meer teilen und unser banales Leben mit gleich mehreren brennenden Büschen sanft erleuchten können. Sie sind die Vorbilder, die in letzter Zeit so wahnsinnig knapp geworden sind. Und je mehr der Politik und der Wirtschaft Ideale abhandenkommen, umso dankbarer sind wir für jeden, der uns wieder an das Gute glauben lässt. So findet die Grundidee auch und vor allem als Kontrastmittel für all das, was wir vermissen, besonders viel Aufmerksamkeit und Zustimmung. Sie zeigt, wie sehr es uns beruhigt, dass noch so kurz vor dem Abpfiff das Ausgleichstor für all das fällt, was sozial in dieser Gesellschaft so unglaublich schiefläuft. Am Ende, denken wir erleichtert, werden schließlich doch noch Würde, Wahrhaftigkeit und Empathie ins Spiel gebracht. Und ganz ohne größere Selbstbeteiligung. Denn ein Großteil der Hochachtung für diese Arbeit speist sich auch daraus, dass die dort Tätigen es uns Überlebenden abnehmen, uns mit Tod und Sterben näher beschäftigen zu müssen. Umso beeindruckter sind wir, dass freiwillig getan wird, was wir so tunlichst meiden. In dieser Sterbe-Idylle ist kein Platz für Zweifel an den rundum edlen Absichten. Zu unterstellen, dass vielleicht nicht alles so toll ist, wäre auf diesem Hintergrund praktisch, als wollte man Schneewittchen bezichtigen, einen Swinger-Club zu betreiben.

Auch die Palliativstation, auf der meine Mutter nun liegt, gibt sozusagen die Margot Käßmann des Gesundheitssystems. Sie ist durch und durch von hehren Versprechungen durchdrungen. Ihr oberstes Ziel lautet: »dass die Menschen hier ihren letzten Abschnitt mit Würde leben können«. Dafür würde man »schmerzlindernde Medikamente, Mut machende Gespräche, Seelsorge und Therapeuten, die dabei helfen, mit der Krankheit und dem Sterben zu leben« einsetzen. Unter »Unser Angebot« findet sich ein Portfolio wie aus einem Palliativparadies:

> Symptomkontrolle, Schmerztherapie, Gesprächsbegleitung, Psychoonkologie, Physiotherapie, Ergotherapie, Atemtherapie, Fußreflexzonen-Massage, Handmassage, Entspannungsbäder, Musiktherapie, Kunsttherapie, Aromapflege, Bachblütentherapie, Betreuung und Unterstützung von Patienten und Angehörigen durch ehrenamtliche Mitarbeiter, Psychosoziale Begleitung, Sozialrechtliche Beratung (Patientenverfügung, Vorsorgevollmacht), Häusliche Weiterbetreuung durch das Mobile Palliativteam und unseren Hospizdienst, Angehörigenseminare, Infonachmittage.

Tatsächlich werden wir in den zehn Tagen, in denen meine Mutter hier bleibt, keinen einzigen Seelsorger sehen. Auch die Psychoonkologin befindet sich, schade, gerade im Urlaub. Da haben wir leider wieder mal großes Pech. Es gibt weder ›Gesprächsbegleitung‹ noch ›Handmassage‹, keine ›Betreuung und Unterstützung von Patienten und Angehörigen durch ehrenamtliche Mitarbeit‹, und auch eine ›Weiterbetreuung durch das Mobile Palliativteam‹ wird nicht ein einziges Mal thematisiert. Wir hätten nicht fassungsloser sein können, wenn wir den Papst, nackt, unterm Bett meiner Mutter entdeckt hätten, so groß ist die Kluft zwischen Anspruch und Wirklichkeit. Gleichzeitig ist man hier so immun gegen jedwede Selbstzweifel, als hätten alle einen Volkshochschulkurs ›Selbstüberschätzung für Fortgeschrittene‹ absolviert. Wie weit das geht, demonstriert neben anderen auch die Musiktherapeutin. Sie ist die einzige Fachkraft aus dem Palliativ-Unterhaltungssektor, die gerade nicht Ferien hat. Zu unserem großen Bedauern. Eines Tages, mein Vater ist gerade bei meiner Mutter, kommt sie ins Zimmer marschiert, erlaubt meinem Vater gnädig, bleiben zu dürfen. Setzt sich auf einen Stuhl, klimpert zehn Minuten auf einem Zupfinstrument herum und geht mit den Worten: »Das hat Ihrer Frau jetzt bestimmt sehr gut getan.« Meinem Vater würde sehr, sehr viel einfallen, was meiner Mutter gut tun würde: Windeln wechseln, umlagern, Massagen, Ruhe, wenn nicht jeder, der sie besucht, einen Mundschutz, Kittel und Handschuhe tragen müsste. Es gäbe ungefähr 1.487 Dinge, die ihr tatsächlich gut tun würden. Ganz sicher wäre dieser musikalische Trostpreis nicht dabei. Mein Vater erzählt am Abend: »Ich dachte, sie spielt sich noch ein. Aber DAS war ja schon die ganze Musik.«

In der Klinik werden gerade größere Umbaumaßnahmen durchgeführt. Den ganzen Tag unterhalten sich auf dem Baugerüst vor dem Fenster meiner schwerkranken Mutter lautstark Handwerker, wenn sie nicht gerade mit schwerem Gerät Tiefenbohrungen in der Fassade vornehmen. Aber meine Mutter befindet sich ohnehin wie in einem Dornröschenschlaf. Von Tag zu Tag gleitet sie immer tiefer in die

Bewusstlosigkeit. Wir fragen die Ärztin, ob meine Mutter vielleicht Medikamente bekommt, die diesen Zustand verursachen. Verärgert weist sie diese Vermutung weit von sich. Später finden wir ein Mittel auf der Medikamentenliste, von dem es heißt, es sei »schlafanstoßend« und ein Mittel gegen »starke und sehr starke Schmerzen«, das als »seltene Nebenwirkung« »Teilnahmslosigkeit« aufführt.

Bis zu vier Stunden bleiben wir manchmal mit meiner Mutter völlig allein im schrecklich heißen und lauten Zimmer. Das ist aus vielerlei Gründen heikel: Meine Mutter kann sich kaum bewegen. Oft flüstert sie schon kurze Zeit, nachdem eine Schwester sie umgelagert hat, mit geschlossenen Augen, sie habe Rückenschmerzen und Schmerzen in ihrem Arm. Mangels anderer Möglichkeiten dilettieren wir irgendwann selbst etwas an den komplizierten Konstrukten aus Kissen und zusammengerollten Decken herum. Dazu kommen die Probleme mit der Ernährung. Man hatte uns zu Beginn gesagt, dass man hier »über vieles anders denkt« als auf anderen Stationen. Offenbar auch über das Essen. Vielleicht an Somalia? Malawi? Nordkorea? Statt wie in den Kliniken zuvor, wo die Sondenkost über eine Pumpe verabreicht wurde, setzt man auf »Schwerkraftapplikation«. Man nutzt den Höhenunterschied zwischen dem aufgehängten Beutel und der Ernährungssonde als Gefälle. Der Schwerkraft folgend fließt die Nahrung durch das Schlauchsystem, die Zulaufgeschwindigkeit wird über eine Rollklemme reguliert. Bloß: Da läuft nichts. Meine Mutter hat stark an Gewicht verloren und leidet weiterhin unter Durchfällen. Ein Leben lang hatte sie mit Extrapfunden gehadert, nun zählt wirklich jede Kalorie. Es ist ohnehin ein mühsames Unterfangen, flüssig ausreichend Nahrung in einen Menschen zu bringen. Das hatte ich bereits bei meiner Kieferoperation feststellen können. Trotz hochkalorischer Astronautennahrung war es praktisch unmöglich, nicht zweistellig an Gewicht zu verlieren. Schon ohne große Komplikationen dauert die ›Essensgabe‹ bei meiner Mutter nun mittlerweile so lange, dass die Mindestkalorienzahl von 1.500 an vielen Tagen gar nicht erreicht wird. Jetzt aber ist selbst dieses Ziel in Gefahr. Ich lege den Mundschutz ab, ziehe den Krankenhauskittel und die Gummihandschuhe aus, desinfiziere meine Hände. Ich sage der Schwester auf dem Gang: Die Nahrung läuft nicht durch. Die Schwester sagt: »Gleich!« Ich gehe wieder ins Zimmer. Ziehe einen neuen Mundschutz, neue Handschuhe, den alten Kittel an. Ich warte. Eine Stunde lang. Nichts passiert. Ich versuche selbst, die Rollklemme am Schlauch zu einem gleichmäßigen Durchlauf zu bringen. Zwecklos. Ich ziehe erneut den Kittel aus, lege den Mundschutz ab, werfe die Gummihandschuhe in den Müll und desinfiziere die Hände. »Würden Sie bitte einmal nach meiner Mutter schauen? Das Essen läuft nicht durch!« »Ich sagte doch: gleich«, meint die Schwester. Und: Ich soll einfach selbst den Regler bedienen. Habe ich schon. Aber gut: Wieder ziehe ich ein neues Paar Latexhandschuhe, einen neuen Mundschutz und den alten Kittel an. Irgendwann bekomme ich das Ding dann tatsächlich auch ohne Hilfe wieder in Fluss. Bis dahin waren in dreieinhalb Stunden gerade mal 150 ml durchgelaufen, 150 Kalorien also. Ich lese im Internet, die »Schwerkraftapplikation« sei schwer zu dosieren. Sie werde nur dann empfohlen, wenn ständige Kontrolle möglich ist. Man sollte sie außerdem »nur bei wachen und orientierten Patienten« einsetzen.[76] Die Nahrungspumpe dagegen garantiere eine »exakte Einstellung der Zulaufgeschwindigkeit«. Sie sei »angezeigt, wenn eine langsame, konstante und sichere Verabreichung erforderlich ist.« Und sie hat bei Störungen eine optische und akustische Alarmfunktion. So ein schriller Dauerton könnte allerdings einen energischeren Aufforderungscharakter haben als verzagte Angehörige und damit die Illusion trüben, dass hier alles ganz vorbildlich abläuft. Teurer ist so eine Pumpe außerdem. Geld, das man lieber in Sterbenippes investiert: Ist ein Patient tot, stellt man ihm ein Holz-Pult vor die Tür. Darauf eine elektrische Kerze, deren Docht-Imitation ganz ›authentisch‹ flackert, und ein Buch, in dem Angehörige ihre Gefühle festhalten können. Mich graust es vor dieser »Ikeaisierung« des Sterbens. Die standardisierte Inszenierung von Betroffenheit und Mitgefühl erinnert mich an einen Besuch bei der Werbeagentur Jung von Matt in Hamburg. Damit sich die Mitarbeiter in die Befindlichkeiten des Konsumenten, also ihrer Zielgruppe, einfühlen, hat man in einem der Agenturräume das bundesdeutsche Wohnzimmer rekonstruiert. Es ist ziemlich ernüchternd, führt es einem doch die gnadenlose Vorhersehbarkeit des Daseins vor Augen. Und jetzt auch noch das ›Billy-Regal‹ für den Tod?

Als meine Mutter ihre Augen irgendwann gar nicht mehr öffnet und es aussieht, als würde sie nun 24 Stunden am Tag schlafen, bitte ich erneut um ein Gespräch mit der Ärztin. Den ganzen Vormittag warte ich darauf. »Frau Doktor kommt noch«, hatte die Krankenschwester gesagt. Als ich nachfrage, ist ›Frau Doktor‹ schon gegangen. Aber eine Kollegin ist da. Von ihr will ich nun wissen, ob man nicht eine CT machen könnte. Wäre es nicht sinnvoll, im Kopf meiner Mutter nach dem neuesten Spielstand zwischen Leben und Glioblastom IV zu schauen? »Auf keinen Fall«, sagt ›Frau Doktor‹ und (wie konnte ich das vergessen) »so denken wir hier nicht.« Ich wende ein, durch irgendwas müsse diese augenfällige Veränderung doch zu erklären sein. Ich erzähle, wie meine Mutter bereits in der Strahlenklinik nicht ›wiedererweckbar‹ gewesen sei und wie die Gabe von Kortison eine so erstaunliche Wendung gebracht hatte. »Wir geben Ihrer Mutter bereits Kortison«, behauptet die Ärztin. Ich bin nun einmal ganz mutig und bestehe darauf, dass sie trotzdem auf den Medikamentenplan schaut. Kein Kortison. Und wo wir gerade so schön im Gespräch sind, frage ich, wie eigentlich das Blutbild ausgefallen sei, das man schon vor ein paar Tagen gemacht hat. Das sei in Ordnung. Nicht geprüft wurde allerdings, ob meine Mutter noch MRSA-Trägerin ist. Das wäre nicht nötig, sagt die Ärztin. Schließlich würde meine Mutter doch so oder so erst mal weiterhin mit Antibiotika medikamentiert. Ein kleines, aber wesentliches Detail interessiert hier im Epizentrum der Gutmenschen offenbar niemanden: Würde man nicht gern in der letzten Phase seines Lebens von latexfreien Händen gestreichelt werden?

Ich bin an diesem Tag erst um 11:15 Uhr in der Klinik und bleibe bis 15:15 Uhr. Nur die Putzfrau schaut in dieser Zeit ins Zimmer und fragt, wie es meiner Mutter heute geht. Irgendwann ist die Sondenkost durchgelaufen. Ich hole selbst frisches Wasser, um es in den Behälter zu füllen. Meine Mutter klingt wie eine brodelnde Kaffeemaschine. Sie ist völlig verschleimt. Mein Vater und meine Schwester lösen mich nachmittags ab. Erst um 16:20 Uhr erscheint eine Schwester. Sie lagert meine Mutter um, wechselt ihre Windel. Ich fahre um halb neun noch einmal bei der Klinik vorbei. Meine Mutter liegt immer noch in derselben Position, in der mein Vater und meine Schwester sie um 18 Uhr verlassen haben. Seit wir wissen, dass es notwendig ist, besprechen wir diese Details. Meine Schwester und ich haben für meine Mutter eine Glioblastom-IV-Playlist erstellt. Lieder, die ihr etwas bedeuten, die sie beruhigen und die ihr Freude bereiten. Darunter den »Abendsegen« von Engelbert Humperdinck aus seiner Oper »Hänsel und Gretel«. Als wir Kinder waren, hatte meine Mutter uns den Text manchmal als Abendgebet vorgesagt. Für uns ist es der Soundtrack der absoluten Geborgenheit. Ich setze ihr, die es mittlerweile trotz aller Anstrengungen kaum mehr noch weiter als bis knapp unter die Oberfläche ihres Bewusstseins schafft, die Kopfhörer auf und merke, wie sie sich ein wenig entspannt. Dann weine ich mal wieder ein bisschen. Es ist einfach ein perfekter Ort dafür. Nirgendwo kann man sich so hundertprozentig darauf verlassen, ungestört zu bleiben. Als ich gehe, frage ich die Schwester auf dem Gang, ob man meiner Mutter nicht den Schleim absaugen könnte. Sie antwortet: Hier werde Schleim nicht abgesaugt, »das erreichen wir hier durch spezielle Lagerung«. Mittlerweile würde es mich nicht mehr überraschen, wenn Schneewittchen nicht bloß einen Swinger-Club betreiben würde, sondern auch noch im Drogenhandel tätig wäre.

Wie Dorian Gray hat auch die Palliativstation, auf der meine Mutter nun gerade ihr Leben verliert, gleich zwei Bilder vorrätig. Auf dem hübschen wird ein großes Fürsorge-Panorama entworfen, ist der Mensch hilfreich, edel und gut. Auf dem nicht so hübschen erschöpft sich sein Engagement in bloßer Symbolproduktion, zeigt er ein gegen jedwede Selbstzweifel und Kritik voll imprägniertes Größenselbst. (Eine Palliativ-Ärztin gibt in einem Zeitungs-Interview tatsächlich zu Protokoll: »Gott hat uns ausgesucht.«) Je üppiger aber das Menschlichkeits-Make-up, umso undurchsichtiger, was darunter passiert. Den größten anzunehmenden Unfall verursachen wir, das Publikum dieser Illusionskünstler, dabei selbst, mit unserer Annahme, dass unmöglich sein kann, was nicht sein darf. Schein-Heiligkeit ist ja meist eine Co-Produktion, die ohne das Engagement der Fans unten im Zuschauerraum bei weitem nicht so erfolgreich wäre. (Wie riskant es ist, einer Sache bloß wegen ihrer selbst gesetzten moralischen Standards zu vertrauen und weil wir das Gute so unbedingt in der Welt wissen wollen, zeigen etwa die Missbrauchsskandale in der renommierten Odenwaldschule oder in katholischen Kinderheimen.) Es tut den Menschen selten gut, wenn man ihn unter Vorschusslorbeeren begräbt. Vor den Gefahren »ethischer Überhöhung« warnt auch der Münchner Neurologe und Lehrstuhlinhaber für Palliativmedizin Professor Gian Domenico Borasio und berichtet sozusagen live aus dem Backstagebereich der Gutmenschen: »Neid, Eifersucht, Missgunst, Mobbing, Intrigen, Machtkämpfe mit harten Bandagen und Ähnliches sind in der professionellen Hospiz- und Palliativarbeit genauso häufig anzutreffen wie überall sonst.«[77] Das vielleicht größte Risiko dabei: So luftdicht wider Selbstkritik abgeschottet, kann es gerade unter den prächtigsten Heiligenscheinen mächtig gären. Das zeigt auch ein Blick nach Amerika.

In den USA hat man schon sehr viel früher als hierzulande erkannt, wie das Grundgute und das Einträgliche ein perfektes Paar abgeben. Wie günstiger es letztlich kommt, Sterbende von Fachkräften zu Hause palliativmedizinisch versorgen zu lassen. Eine Studie der Duke University in Durham/North Carolina für die USA kam zu dem Ergebnis, dass sich pro Patient etwa 2.300 Dollar durch Hospizarbeit und Palliativversorgung im Vergleich zu Krankenhausaufenthalten sparen lassen, obwohl die Patienten durch diese Versorgung im Schnitt 29 Tage länger lebten. Zusätzlich belegte die Studie, dass diese Kosten bei sieben von zehn Patienten noch mehr hätten reduziert werden können, wenn diese das Angebot länger in Anspruch genommen hätten. »Es scheint sich um einen der seltenen Fälle im Gesundheitssystem zu handeln, wo etwas, das die Lebensqualität verbessert, auch noch günstiger ist«, so einer der Studienverantwortlichen.[78]

Diese Bilanz hat ein ungeahntes Wachstum bei den Anbietern befördert, seit im Jahr 1982 eine Finanzierung der Hospizarbeit durch Krankenversicherungen gesetzlich verankert wurde. Waren es laut der National Hospice and Palliativ Care Organisation[79] 1982 erst 25.000 Amerikaner, die landesweit einen solchen Dienst in Anspruch nehmen konnten, so starben im Jahr 2010 1.029.000 Patienten unter der Obhut eines Hospiz-Programms. Das sind 41,9 Prozent aller Verstorbenen eines Jahres. Ziel sei es, auch noch die restlichen 42 Prozent der »Unterversorgten« in Zukunft unter die Palliativ-Fittiche zu nehmen (17 Prozent sterben plötzlich oder ›anders‹ und fallen so als ›Kunden‹ aus), das Sterbemanagement also flächendeckend zu installieren.[80] Angesichts dieser Zahlen spricht man in den USA schon ganz selbstverständlich von einer ›hospice industry‹. Zumal von den circa 3.000 Hospiz-Agenturen landesweit mehr als die Hälfte von privaten, profitorientierten Unternehmen betrieben werden. Große Hospiz-Ketten bauen ihre Monopolstellung immer weiter aus, indem sie den Markt der Kleinanbieter entweder leerkaufen und/oder sich die lukrativeren Rosinen aus dem Todgeweihten-Kuchen herauspicken. Das geht so: Die meisten Kosten verursacht ein Patient bei der Aufnahme in den Dienst und in der letzten kurzen Phase seines Ablebens. In der Zeit dazwischen wird das Geld gemacht. Meint: Je länger einer lebt, desto einträglicher ist er für das Hospiz-Unternehmen. Medicare (die öffentliche und bundesstaatliche Krankenversicherung innerhalb des Gesundheitssystems der USA für ältere und behinderte Bürger) bezahlt einen Tagessatz, unabhängig davon, ob der Dienst nun täglich kommen muss oder nicht. Es werden deshalb jene bevorzugt aufgenommen, die keinen Krebs im Endstadium haben. Die so erzielten Erträge werden für das Shareholder-Value abgeschöpft und eben nicht in ein verbessertes Angebot reinvestiert. Gleichzeitig drückt man die Arbeitskosten, indem man die Angestellten schlechter bezahlt und weniger Fachkräfte, wie etwa ausgebildete Krankenschwestern, beschäftigt, als es privat betriebene oder öffentliche Einrichtungen tun. Die Hospiz- und damit auch Palliativarbeit (die übrigens überwiegend ambulant durchgeführt wird) wird zunehmend dominiert von Kapitalanleger-Ketten, die sich allein auf ›lohnende‹ Sterbende kaprizieren und gleichzeitig die Arbeitskosten minimieren, um ihre Profite zu maximieren. Früher mag die ›end-of-life hospice care‹ vielleicht ein Hoheitsbereich karitativer Organisationen gewesen sein, aber mittlerweile ist sie eben auch bloß Teil einer rein gewinnorientierten Wirtschaft, so auch das Ergebnis einer Studie von Dr. Robert Stone, einem Arzt aus Bloomington, Indiana, und Joshua Perry von der Indiana Unversity.[81]

Allein der Hospiz-Riese ODYSSEY, einer der größten Anbieter landesweit, hatte innerhalb von fünf Jahren eine Gewinnsteigerung von 251,3 Millionen Dollar auf 616 Millionen zu bejubeln, bevor das Million-Dollar-Baby dann an Gentiva Health Services verscherbelt wurde. Getreu der ODYSSEY-Devise »YCCOM: You Can Count on Me«. Kein Wunder, wenn Charlotte Jurk, Sozialwissenschaftlerin und

Lehrbeauftragte an der Fachhochschule Wiesbaden eine gewisse Wachsamkeit für den deutschen Markt anmahnt.[82] Seit das Sterben 2007 ein Anlass für die Ausschüttung von Krankenkassenleistungen geworden sei, könnte sich die (finanziell intensivierte) Zuwendung »gegenüber schwerstkranken und sterbenden Menschen, die die Hospizbewegung so lange gefordert hat«, als »feindliche Übernahme« durch einen »ökonomisch motivierten Sterbemarkt entpuppen«. Auch der Palliativmediziner Gian Domenico Borasio warnt vor einem Verteilungskampf, »um die von der Politik zur Verfügung gestellten Finanzmittel«.[83] Allein bei der »Spezialisierten Ambulanten Palliativversorgung« gehe es deutschlandweit um etwa 240 Millionen Euro pro Jahr. Es geht aber auch um »die nicht geringen Spenden aus der Bevölkerung«.[84] Damit Letztere einen Adressaten hätten, würden sich immer neue Palliativ-Verbände, -Gesellschaften oder -Stiftungen gründen. Der zunehmend starre Blick aufs Geld ist dabei vor allem auch ein Affront für die immerhin 80.000 Ehrenamtlichen, die sich gerade in der Palliativ- und Hospizbetreuung über alle Maßen engagieren.

Einen Sterbemarkt haben wir vielleicht noch nicht. Aber längst ist das Sterben auch ein Markt der Eitelkeiten. Statt zu fragen, was uns zu der Entscheidung bewog, ist die Ärztin beleidigt, als wir den Aufenthalt im Hoheitsbereich von ›Germany's next Mutter Theresa‹ verkürzen. Ganz so, als hätten wir gerade vier Wochen Karibik mit George Clooney ausgeschlagen. In den Entlassungspapieren wird davon nichts stehen. Dort sieht es mal wieder so aus, als habe man eine fantastische Arbeit abgeliefert, »so dass wir Frau Kleis … wieder in ihre ambulante Betreuung nach Hause entlassen können.« Wir lesen außerdem, meine Mutter habe »starke Ängste« geäußert, »in den wachen Phasen, in denen man mit ihr kommunizieren konnte«. Erstaunlich. Obwohl wir doch von morgens bis abends an ihrem Bett saßen, haben wir keinerlei wache Phasen erlebt und ebenso wenig die Äußerung starker Ängste. »Im Laufe des Aufenthaltes besserten sich die

Ängste«, heißt es weiter. Aber nicht, wie man zu dieser Feststellung kam. Gesprochen hatte meine Mutter da schon lange nicht mehr. Und wenn sie es getan hätte, hätte sie vermutlich gefragt, wann ihr eigentlich mal wieder jemand die Haare wäscht. Auch das hatte man in den zehn Tagen in diesem Epizentrum der Zuwendung nicht für notwendig erachtet. Das werden wir nun zu Hause nachholen. Und endlich werden wir 24 Stunden am Tag bei ihr sein können. Entgegen anders lautenden Befürchtungen sind wir gut vorbereitet: Wir haben einen Pflegedienst, ausreichend Equipment, einen Physiotherapeuten, und wir haben so etwas wie das letzte Rettungsboot auf der deutschen ›Pflege-Titanic‹: gleich zwei Polinnen, die uns bei der Pflege helfen sollen. Die waren übrigens sehr viel leichter zu beschaffen als beispielsweise ein Pflegebett. Denn auch das sollten Sie wissen, bevor Sie ›richtig krank‹ in Ihren Terminkalender eintragen: je schlimmer die Diagnose, desto ärger die Bürokratie. Ganz so, wie Franz Kafkas Landvermesser K. 400 Seiten lang vergeblich versucht, sich Zutritt zu einem Schloss zu verschaffen, taumelt man wochenlang durch das Labyrinth eines monströsen Verwaltungsapparats, in dem alles darauf ausgerichtet ist, dass man erst die Nerven verliert und schließlich das offenbar sehr ehrgeizige Projekt einer Kostenübernahme für ein Pflegebett einfach aufgibt.

Widersprechen – grundsätzlich!

Laut einer Studie der Unternehmensberatung A. T. Kearney[85] sollen Ärzte mehr als ein Drittel ihrer Arbeitszeit allein mit Verwaltungsaufgaben verbringen. Als Angehörige eines kranken Menschen kann man da locker mithalten. Statt an seinem Bett zu sitzen, seine Hand zu halten, ihn zu umarmen, ihm das Kissen aufzuschütteln, aus der Zeitung vorzulesen, die Stirn zu kühlen, im etwas zu trinken anzureichen oder einfach bloß neben ihm zu sitzen und ihn anzuschauen, weil es so ein unfassliches Glück ist, ihn noch bei sich zu haben, verbringt man ganze Tage in einem undurchdringlichen Bürokratiedschungel, in dem sich die Hürden als ähnlich fruchtbar erweisen wie der Deutsche Rammler. Ja, es gibt unendlich viele Hilfsangebote und Beratungsmöglichkeiten. Ein ganzer Wirtschaftszweig lebt davon, desorientierten Angehörigen die letzten Strohhalme anzureichen. Die meisten aber haben kaum mehr Nutzwert als eine Tortillapresse. Fehlt nur, dass einer »Ätschibätschi!« sagt, so kindisch und offensichtlich sind die Irrfahrten durch diesen Verwaltungsalbtraum dazu gedacht, ins Nichts zu führen.

Meine Schwester und ich fühlten uns schon aus beruflichen Gründen bestens vorbereitet für Behördenwahnsinn aller Art. Ich bin Journalistin und sie IT-Expertin. Beide sind wir trainiert in Internet-Recherchen und allgemeiner Informationsbeschaffung. Wir sind berüchtigt für unsere Geduld, und wir können uns unsere Arbeit weitgehend selbstständig einteilen (allerdings erledigt sie sich auch nicht von selbst. Was wir tagsüber nicht mehr schaffen, müssen wir eben abends erledigen oder im Zug oder auf dem Krankenhausflur zwischen zwei Bestrahlungsterminen). Perfekte Voraussetzungen, um den Verwaltungsaufwand einer tödlichen Krankheit nebenbei abzuwickeln. Dachten wir. Doch die organisatorischen Anforderungen sind derart groß, als sollten wir für das Glioblastom IV eine Welttournee organisieren. An manchen Tagen führe ich manchmal mehr als fünfzehn Telefonate, schreibe zig Mails. Meist geht es nur um Kleinigkeiten, die aber in der Summe großes Gewicht erlangen. Besonders, wenn einem Selbstverständlichkeiten mit einer Beharrlichkeit verweigert werden, als hätte man um eine Nierenspende angefragt. Im Prinzip verhält es sich wie in diesem Witz: Treffen sich zwei Männer auf der Straße. Fragt der eine den anderen: Wie geht es dir so? Sagt der andere: Nicht so doll. Meine Frau nervt mich gewaltig. Sagt der erste: Wieso denn? Ach, ständig will sie Geld. Wie viel gibst du ihr denn? Na, gar nichts!

Es gibt Dinge, die beschäftigen uns ›nur‹ einen Tag. Andere wiederum begleiten uns von Anfang an. So wie die Sache mit der Teil-Prothese. In der Reha erst war bei der Aufnahme-Untersuchung aufgefallen, dass meiner Mutter oben rechts vier Zähne fehlen. Bis dahin hatte sie ja stets einen Beatmungsschlauch im Mund. Danach konnte sie ohnehin nichts essen und wir waren mit anderen Dingen beschäftigt. Kurz: Niemand hatte bemerkt, dass ihre Teilprothese vor der Operation noch da und nach der Operation verschwunden war. Es ist nur eine Teilprothese. Man sollte keine große Sache draus machen. Doch sie wird mit jeder Woche größer. Meine Mutter soll nun das Kauen und Schlucken wieder lernen. Dabei wären ein paar Zähne mehr nützlich. Außerdem sieht es besser aus, wenn ALLE Zähne da sind, wo sie hingehören. Ich fahre also in die Klinik, in der meine Mutter operiert wurde, und klappere alle drei Stationen ab, auf denen meine Mutter gelegen hatte: Aufnahme, Intensiv, Überwachung. Niemand hat die Prothese gesehen. Keiner kann sich erklären, wo sie geblieben ist. Außer, das sagen alle, vermutlich auf der anderen Station, der, auf der ich gerade nicht nachfrage. Ich setze mich mit der Rechtsabteilung der Klinik in Verbindung, um die Regress-Frage zu besprechen. Man will die Sache prüfen. Da das vermutlich länger dauert, als wir alle leben, wollen wir in Vorkasse gehen. In dem Ort, in dem meine Mutter zur Frührehabilitation ist, rufe ich einen Zahnarzt an. Ich will ihn dazu bewegen, zu meiner Mutter in die Klinik zu kommen und mit den Arbeiten für eine neue Teilprothese zu beginnen. Ich hätte auch fragen können, ob Herr Doktor mir ab morgen den Haushalt führt.

Bald ergibt sich eine neue Gelegenheit. Meine Mutter soll genau in der Klinik, in der sie operiert worden war, auch bestrahlt werden und das Krankenhaus verfügt über eine Zahnklinik. ›Perfekt!‹, denke ich und dass es nach dem Verursacherprinzip nur recht und billig wäre, wenn man sich dort um das Problem kümmert, wo es entstanden ist. Ich rufe den zuständigen Anwalt in der Rechtsabteilung an. Mein erstes Telefonat an dem Tag. Er ist sehr freundlich und sagt, das könne ich gern probieren. Aber er lässt keinen Zweifel daran, dass dieses Ansinnen aussichtslos ist. Ich telefoniere mit der Zahnklinik. Warum sollte nicht ein Zahnarzt in die Strahlenklinik kommen und tun, was getan werden muss? »Wie denken Sie sich das!«, bestaunt die Frau am anderen Ende der Leitung meine Naivität. »Das geht gar nicht.« »Und wenn meine Mutter gebracht wird?« »Das haben wir noch nie so gemacht.« »Aber sonst spricht nichts dagegen, es zu versuchen?«, frage ich. »Ja, vielleicht. Wenn man Ihre Mutter herbringt, dann können wir uns das mal anschauen.« Das dritte Telefonat geht an die Strahlenklinik. Ich erkläre, was ich möchte: »In der Zahnklinik hat man mir gesagt, meine Mutter könne behandelt werden, wenn Sie dafür sorgen, dass sie dorthin kommt.« Die Strahlenklinik: »Haben Sie denn einen Termin? Sie wissen schon, ohne Termin kann es passieren, dass Ihre Mutter da ewig wartet, und am Ende ist niemand mehr da, der sie zurückbringt.« Viertes Telefonat, Zahnklinik: »Können Sie mir einen verbindlichen Termin für meine Mutter geben?« Zahnklinik: »Wir würden es versuchen – aber dann müsste Ihre Mutter wirklich pünktlich sein.« Fünftes Telefonat, Strahlenklinik: »Also, wenn man meine Mutter pünktlich bringt, dann könnte es wohl gehen.« Antwort der Strahlenklinik: »Um ehrlich zu sein, wir haben hier ein Problem mit dem Transport. Es ist nicht möglich, verbindliche Zusagen zu treffen. Vielleicht klappt es, Ihre Mutter rechtzeitig hinzubringen. Aber wann sie dann abgeholt werden wird … und es ist ja ein Liegendtransport.« Fünftes Telefonat. Ich rufe den Anwalt an. Ich bin verzweifelt: »Alle wollen im Prinzip helfen. Aber trotzdem ist es unmöglich.« Er sagt: »Das habe ich mir gleich gedacht.«

Eine Woche nach dem Tod meiner Mutter, zweieinhalb Monate nachdem ich das Fehlen der Prothese moniert habe – bekomme ich folgendes Schreiben von der Klinik:

> »In o. g. Sache bedaure ich, dass die Bearbeitung eine Verzögerung erfahren hat. Ich bitte insoweit um Entschuldigung. Wir haben nunmehr die Stellungnahme von der Gruppenleiterin der Station erhalten. Aufgrund der Sachlage werden wir die Kosten für die verloren gegangene Prothese Ihrer Mutter übernehmen. Deshalb bitte ich nunmehr um Übersendung der Rechnung für die Ersatzprothese sowie um die Information, ob Ihre Mutter die Rechnung (bereits) bezahlt hat. Und schließlich benötige ich auch die Kontoverbindung Ihrer Mutter.«

An dem Tag, an dem ich versuche, zwei Stationen in ein- und derselben Klinik dazu zu bewegen, miteinander zu kooperieren (und mir langsam dämmert, woran die Sache mit dem Nahost-Konflikt bislang gescheitert sein könnte), beschäftigen mich weitere Verwaltungsaufgaben. Für einen der Krankentransporte meiner Mutter will das zuständige Unternehmen 112 Euro. Es hat die Rechnung ohne Umweg über eine Mahnung sofort an ein Inkasso-Unternehmen weitergereicht. Die Firma legt dazu eine Quittung vor. Darauf wird meine Mutter als ›PV‹, als privat versichert geführt, eine Fehlinformation, unter der die Unterschrift meiner Mutter steht. Meine Mutter hat also etwas unterschrieben, was sie nicht mal lesen konnte (und ehrlich: Bis dahin dachten wir, dass sie auch nicht mehr schreiben kann. Es ist die letzte Unterschrift ihres Lebens, zu der man ihr sicher sehr gut zugeredet hat). Ich rufe zunächst das Inkasso-Unternehmen an (6. Telefonat), um die Gründe zu erfragen. Man sagt mir, dass ich zurückgerufen werde. Aber nichts passiert. Ich setze mich mit dem Krankentransportunternehmen (7. Telefonat) in Verbindung. Dort meint man, vermutlich habe die Kasse die Kosten nicht bewilligt, weil meine Mutter – noch – keine Pflegestufe habe. Anruf bei der Krankenkasse (8. Telefonat). Die zuständige Sachbearbeiterin hat Kundschaft. Nun wende ich mich an den Sozialdienst der Klinik (9. Telefonat), der sich vermutlich mit diesen Dingen auskennt. Der Sozialdienst ist erstaunt, dass wir überhaupt diese Forderung erhalten haben. Der Transport sei, anders als man es mir bei dem Transportunternehmen gesagt hatte, eine reguläre Krankenkassenleistung. Ich werde aber wieder an die Krankenkasse verwiesen. Erneuter Anruf bei der Sachbearbeiterin (10. Telefonat). Sie ist immer noch nicht zu sprechen. Ich schicke ihr eine Mail. Bis 17:10 Uhr habe ich immer noch keinen Rückruf von der Krankenkasse. Ich versuche es noch einmal. Es ist niemand mehr da (11. Telefonat). Nebenbei habe ich auf Wunsch der Palliativstation noch eruiert, ob die Strahlenklinik bei meiner Mutter eine Stuhlprobe genommen hat, und dieses Ergebnis dann entsprechend weitergeleitet (Telefonate 12 und 13). Am nächsten Tag ruft die (übrigens sehr nette und stets ungemein hilfsbereite) Sachbearbeiterin zurück. Sie kann sich die Rechnung für den Transport auch nicht erklären. Ich soll den Transportschein an sie faxen, den Betrag überweisen, den Beleg für die Überweisung zusammen mit der Rechnung an die Krankenkasse schicken.

Sie sind verwirrt? Dann sagen Sie Ihren Lieben, sie sollen gefälligst gesund bleiben, und wenn sie schon unbedingt sterben wollen, einfach tot umfallen oder sich an einem Flugzeugabsturz irgendwo über dem Atlantik beteiligen.

Das ist der einzige Fluchtweg aus diesem Gesundheits-Bürokratie-Irrsinn. Mag sein, dass am Anfang einmal die schöne Idee stand, dass es gut sei und übersichtlicher, den Menschen aus der Willkür eines einzigen Sachbearbeiters zu befreien und den Patienten in zig verschiedene Vorgänge und Anträge zu fragmentieren, seine jeweiligen Belange auf verschiedene Zuständigkeiten zu verteilen. Entstanden ist der absolute Stillstand und gleichzeitig eine munter sprudelnde Fehlerquelle. Charles Dickens hat in seinem Roman »Little Dorrit« ähnliche Vorgänge beschrieben und dafür das »Circumlocation Office«, das »Amt für Umschweife« erfunden. Er schreibt: »Wenn noch eine Pulververschwörung eine halbe Stunde vor der Zündung des Streichholzes entdeckt worden wäre, wäre niemand befugt gewesen, das Parlament zu retten, bis das Amt für Umschweife eine halbe Stiege von Gremien, ein halbes Scheffel von Protokollen, mehrere Säcke voll offizieller Aktennotizen und eine Familiengruft ungrammatischer Korrespondenz produziert hätte.« Vermutlich hatte Charles Dickens, bevor er das schrieb, versucht, ein Pflegebett zu organisieren.

»Das ist kein Problem!«, hieß es noch in der Klinik. Alles, was wir für die häusliche Pflege benötigten, würde direkt von den Sozialarbeiterinnen beantragt werden. »Wundern Sie sich nicht, wenn das Sanitätshaus sich erst ganz kurzfristig wegen der Lieferung mit Ihnen in Verbindung setzt. Vielleicht sogar erst einen Tag bevor Ihre Mutter nach Hause kommt. Das ist nicht ungewöhnlich.« Mein Vater, der nicht gern etwas dem Zufall überlässt, ruft dennoch im Sanitätshaus an. 24 Stunden bevor meine Mutter eintreffen soll, erfahren wir, dass wir auf das Pflegebett mit dem vertrauensbildenden Namen »Teutonia II« verzichten sollen. Wir haben keinen Anspruch. Für meine Mutter wurde vorläufig Pflegestufe I festgelegt, bis der Medizinische Dienst endlich Zeit gefunden hat, einen Antrag auf eine höhere Pflegestufe zu prüfen. Damit besteht von Amts wegen keine Notwendigkeit für »Teutonia II«. »Ihre Mutter hat doch sicher ein Bett«, sagt der Mann von der Krankenkasse am Telefon. »Natürlich hat sie ein Bett« , antworte ich, »wir haben sie ja nicht im Körbchen aufbewahrt. Aber ihr Bett steht in der ersten Etage. Meine Mutter kann keinesfalls dorthin transportiert werden. Die Treppe ist viel zu schmal. Wir werden sie im Erdgeschoss pflegen. Und sagen Sie jetzt nicht: Wir könnten das Bett ja auch dorthin stellen. Es ist für eine Schwerstkranke nicht geeignet. Zu niedrig, ohne bewegliche Kopf- und Fußteile, ohne Gitter. Meine Mutter wird herausfallen und wenn nicht, wird sie sich wundliegen.« »Solange keine entsprechende Pflegestufe vorliegt, werde ich nichts tun können«, bleibt der Sachbearbeiter unbeeindruckt. »Aber Sie haben uns auch Windeln zuerkannt, Größe L. Was denken Sie, weshalb die bewilligt wurden? Für eine kleine Inkontinenz-Party mit den Nachbarn? Als Hüpfburg für die Enkelkinder?« Er ist eingeschnappt. Er könne nicht anders. Die Vorschriften. Nach endlosen Telefonaten und einigen Mails an Krankenkasse und Sanitätshaus erfahre ich endlich, dass wir »Teutonia II« vorläufig selbst anmieten und uns den Betrag später – bei Feststellung einer Pflegestufe – erstatten lassen können. Sollte sich allerdings herausstellen, dass meine Mutter eigentlich kerngesund ist und wir unter einem ziemlich bizarren Humor leiden, in dem Pflegebetten und Windeln eine Hauptrolle spielen, müssten wir die Mietkosten für das Bett komplett übernehmen.

Ich frage mich: Was wäre, wenn meine Eltern kinderlos wären? Was ist, wenn wir einmal so alt sind und so krank? Werden wir die Kraft und die Hartnäckigkeit haben, uns halbe Tage und ganze Wochen lang durch das Zuständigkeitenlabyrinth zu telefonieren? Endlose Mail-Korrespondenzen zu führen? Vor »Das haben wir noch nie so gemacht«, »Das ist unmöglich«, »Wir können uns doch hier nicht einfach über die Vorschriften hinwegsetzen« nicht kapitulieren? Nicht zu resignieren angesichts der meiner Meinung nach überhaupt schlimmsten Variante des Wegduckens – vorgetäuschte Anteilnahme bei gleichzeitiger zielsicherer Platzierung eines Nierenhakens: »Das tut mir aber jetzt echt leid – aber ich kann es auch nicht ändern.« Es geht nicht um die paar Euro, die das Bett kostet. (Obwohl das bei einer durchschnittlichen bundesdeutschen Rente von 1.094 (West) und 969 (Ost) nicht unwesentlich ist.) Es geht darum, wie einem alles unnötig verkompliziert wird. Ausgerechnet in einer Situation, in der man wie sonst nie auf kurze Wege, auf gebündelte Informationen, auf praktikable Lösungen, auf Menschen angewiesen ist, die ihr Mitgefühl eben nicht wie ein Pauschaltourist die Sonnenliegen am spanischen Hotel-Pool exklusiv für sich selbst reserviert haben. Es ist, als wäre man beim Untergang der »Costa Concordia« gerade im Begriff gewesen, sich die letzte Rettungsweste umzulegen, als der Herr von der Versicherung vorbeikommt, einem die Weste entreißt, einen Stapel Formulare in die Hand drückt und sagt: »Ich persönlich habe nichts gegen das Überleben, aber unsere Vorschriften, Sie verstehen. Bitte füllen Sie das hier erst mal aus und bedenken Sie, dass Ihre Anträge nicht vor Ablauf eines Monats bearbeitet werden können. Wir haben ja hier noch etwas anderes zu tun, als Sie vor dem Ertrinken zu retten.« Wäre man anfällig für das, was der amerikanische Historiker Richard Hofstadter als »paranoiden Stil«[86] der Welterklärung bezeichnete, man könnte Berechnung annehmen. Die Absicht, den Zugang zu legitimen Ansprüchen so zu erschweren, dass ein gewisser Prozentsatz der Antragsteller einfach schon auf halber Strecke erschöpft aufgibt oder sich unrettbar in dem Zuständigkeitsdickicht verirrt. Vielleicht liegt ja bei den Versicherungen ein dickes Dossier mit Kalkulationen, welch ordentliche Sümmchen sich auf diese Weise sparen lassen. Verrückt? Nicht verrückter als die Alternative: dass man sich überhaupt nichts dabei gedacht hat.

Wir fragen uns oft: Wie schaffen das andere? Mit festen Arbeitszeiten? Ohne Computer daheim? Ohne Laptop für unterwegs? Ohne Handy und Internetzugang? Mehrmals erleben wir, wie vor allem Ältere die Aussicht, ihrem Ehepartner gleichzeitig eine Stütze zu sein und mal eben zu einer Pflegeverwaltungsfachkraft zu werden, in helle Panik versetzt. So der etwa 70-jährige Mann, dem man seine durch einen Schlaganfall halbseitig gelähmte Frau mit nach Hause gibt. Mit nichts weiter als ein paar Waschanleitungen und Hebegriffen, mit denen er sie in einen Rollstuhl bugsieren können soll. Wer aber sagt ihm, wie man einen Pflegeantrag stellt? Wohin dieser Pflegeantrag dann geschickt werden muss? Dass es besser ist, sich von verschiedenen Pflegediensten einen Kostenvoranschlag einzuholen (und dabei festzustellen, dass die sehr guten, die einem über Mundpropaganda empfohlen werden, fast alle ausgebucht sind)? Wie man aus einem stetig wachsenden Angebot an ›Hilfsmittelberatung‹ das herausfindet, das tatsächlich hilft, auch bei etwaigen Umbaumaßnahmen daheim? Wer hat schon eine behindertengerechte Nasszelle? Oder eine barrierefreie Wohnung? Dann der Papier-Tsunami, der über einen hereinbricht. Einen ganzen Ordner voller Unterlagen hat die Krankheit meiner Mutter hinterlassen. Gefüllt mit Entlassungspapieren, Arztbriefen, Überweisungen, dem »Beschluss über die Bestellung einer vorläufigen Betreuerin«, dem »Antrag nach Schwerbehindertenrecht – Neuntes Buch Sozialgesetzbuch – (SGB IX) auf Feststellung einer Behinderung und des Grades der Behinderung (GdB) nach § 69 SGB IX und auf Ausstellung eines Ausweises nach § 69 Abs. 5 SGB IX«, den »Schulungsunterlagen zur enteralen Ernährung« (»Drehen Sie die Spritze (mit Adapter) ab und verschließen Sie die Sonde am Sondenansatz«), dem »Selbstauskunftsbogen zur Vorlage beim MDK für die Feststellung der eingeschränkten Alltagskompetenz« und dem »Selbstauskunftsbogen zur Vorlage beim MDK für den grundpflegerischen Hilfebedarf«, dem »Merkblatt MRSA / ORSA für Patienten und Angehörige«, den »Hessischen Vergütungsrichtlinien für ambulante Pflegeleistungen (SGB XI)«. Dazu Rechnungen, Lieferscheine, Zuzahlungsberechnungen und Jubel-Post. Für nahezu alles, was die Kasse erledigt, bekommt man einen Brief, in dem mit großer Geste das Selbstverständliche mit einem Enthusiasmus bestätigt wird, als hätte man dort eigens für uns die Sonne überredet, noch einmal aufzugehen: »Wir freuen uns, Ihnen mitteilen zu können, dass wir die Kosten für das oben genannte Hilfsmittel in Höhe von 69,61 EUR für Sie übernehmen können.«

Es ist wie in dieser Geschichte von Moses, der die Kinder Israels durch die Wüste führt und auf der Flucht vor den Ägyptern am Ufer des Roten Meeres landet. Er fleht zum Himmel, und tatsächlich schaut Gott aus den Wolken und sagt: »Warum jammerst du, Moses? Höre also: Ich habe eine gute und eine schlechte Nachricht: Ich werde das Meer teilen, damit dein Volk trockenen Fußes ins Gelobte Land kann.« »Großartig«, sagt Moses, »und die schlechte Nachricht?« »Ich brauche erst die Umweltverträglichkeitsprüfung eines unabhängigen Sachverständigen!«

Es muss so viel organisiert werden, dauernd soll man sich in neue Bereiche einarbeiten. Nichts erklärt sich von selbst, und wie dem Politiker kurz vor den Wahlen sollte man allem, was einem gerade von offizieller Seite geliefert wird, grundsätzlich misstrauen. Einmal verkündet die Kasse, sie werde ab heute die Kosten für die Medikamentengabe durch den Pflegedienst nicht weiter übernehmen. Das Argument: Mein 75-jähriger Vater könne das mindestens genauso gut. Absurd. Vermutlich hatte nicht mal Michael Jackson so viele unterschiedliche Medikamente vorrätig, wie meine Mutter sie nun braucht. Jedes Medikament wird zudem vor der Gabe anders behandelt. Manche muss man auflösen, andere mörsern. Dann ist außerdem noch das Messen des Blutzuckers, wofür man meine Mutter in die Finger ritzen muss. Ganz zu schweigen von den täglichen Thrombosespritzen. Ich rufe bei der Kasse an. »Unmöglich!«, sage ich. Und: »Wenn da etwas passiert …!« »Dann machen Sie das doch!«, sagt die Frau am anderen Ende. »Wie denken Sie sich das?«, frage ich. »Ich kann nicht mal im Fernsehen sehen, wenn jemand eine Spritze bekommt.« Trotzdem: An der Entscheidung sei nicht zu rütteln. Es kostet mich einen halben Tag Recherchen, bis ich aus dem Internet die Information gefischt habe, die der Krankenkasse sicher auch vorliegt: dass Krankenkassen von Versicherten nicht verlangen können, Eingriffe in die körperliche Sphäre durch Angehörige vornehmen zu lassen. Das Spritzen gehört eben zu diesen ›Eingriffen‹. Das Landessozialgericht für das Land Brandenburg hatte das in zwei Entscheidungen klargestellt.[87] In den beurteilten Fällen war es ebenso wie bei uns darum gegangen, dass die Krankenkassen die Kostenübernahme für Injektionen mit dem Argument abgelehnt hatten, der im Haushalt lebende Angehörige müsse das übernehmen. Es ist eine sehr lange, ziemlich komplizierte Begründung, die unter anderen so schöne Formulierungen wie »Schutz der Menschenwürde« und »Grundgesetz verbietet« enthält. Ich kopiere den Text und sende ihn mit einer Mail an die zuständige Sachbearbeiterin. Erst als ihr der Text mit dem Gerichtsurteil vorliegt, wird die Entscheidung zurückgenommen.

Da jeder nur für ein winziges Teilstück von Krankheit und Pflege zuständig ist, braucht sich auch keiner für den ganzen Menschen verantwortlich zu fühlen, über dessen Wohl und Wehe da entschieden wird. Es trägt auch niemand Schuld an irgendwas. Was soll schon passieren, wenn es stets ›nur‹ um ein winziges Puzzlesteinchen geht, das möglicherweise fehlt: ein Pflegebett, Windeln, ein bisschen Geld, Informationen. So ist man schon mal strukturell hübsch von jeglicher Verantwortung für das Große und Ganze dispensiert. Das ist das Prinzip der Bürokratisierung, diesem »gigantischen Mechanismus, der von Zwergen bedient wird«, so Honoré de Balzac: Sie erlaubt die größtmögliche Distanz und damit das kleinstmögliche Mitgefühl. Diese »Versachlichung« sei einmal dazu erfunden worden, die »Bevorzugung oder Benachteiligung Einzelner in Form von willkürlichen Entscheidungen« zu verhindern, »weil sich alle an die gleichen und rational begründeten Spielregeln bzw. Gesetze (eine gesetzte Ordnung) halten müssen«.[88] Nun schafft die ›Versachlichung‹ eine andere Ungerechtigkeit: Sie bevorzugt jene, die über ausreichend Zeit, starke Nerven und Insiderwissen verfügen, die mit einem niedrigen Erregungsniveau, mit Internetanschluss und Durchsetzungsvermögen ausgestattet sind. Und auch die Wohlhabenden, die bei Versorgungslücken in Vorlage gehen können, die zwangsläufig entstehen, hat man es mit einem System zu tun, das so frostig auf alle Ansprüche reagiert, dass man darin Fischstäbchen aufbewahren könnte. Dabei steht man unter dem steten Generalverdacht, man würde weit mehr Kosten verursachen, als einem eigentlich zustehen. Stets wird man gegängelt, seinen Bedarf aufs Penibelste gleich mehrfach nachzuweisen.

Immerhin: All die Dinge, die wir für Mutters Pflege, neudeutsch ›Homecare‹ benötigen, sind schon in der Reha-Klinik bestellt worden. Das nennt sich ›Entlassungsmanagement‹. Es wird eine ziemlich lange Einkaufsliste erstellt und an das Sanitätshaus weitergereicht, mit dem die Klinik zusammenarbeitet. Das ist praktisch. Sehr unpraktisch dagegen ist, dass wir für nahezu jeden einzelnen Gegenstand, den wir für Mutters häusliche Pflege brauchen, einen anderen Ansprechpartner im Sanitätshaus und bei der Krankenkasse haben. Einen für das Bett, einen für den Rollstuhl, einen für die Windeln, einen für die Sondenkost. Und alle sind potentielle Krisenherde. Neben dem Pflegebett macht auch der Hebelift Probleme. Was man bekommt, sind Leihgeräte. Nun sind aber alle Hebelifte in Gebrauch. Man könnte ja in Erwägung ziehen, einfach einen neuen in die ewige Umlaufbahn um den Planeten ›Pflegebedürftigkeit‹ zu schicken. Aber das scheint unmöglich. Und dann die Rollstuhl-Rampe: Das Haus meiner Eltern liegt drei Stufen erhöht (denken Sie daran, wenn Sie demnächst vorhaben, eine Immobilie zu kaufen …). Ein Mitarbeiter des Sanitätshauses war vor Ort, um die Höhe und damit den Neigungswinkel und die Rampenlänge abzumessen. Nun ruft er an, um uns das Ergebnis der mathematischen Herausforderung einer einfachen geometrischen Rechnung mitzuteilen: Die Rampe sei ›ähm‹ sehr, sehr lang geraten. Um genau zu sein: So lang, dass man darauf das nächste Vierschanzenspringen austragen könnte.

Irgendwann aber ist bis auf die Rampe und den Hebelift alles erledigt. Selbst »Teutonia II« ist da und entpuppt sich entgegen seines ›Hart-wie-Kruppstahl-zäh-wie-Leder‹-Namens und trotz der »3 Motoren« als Wackelkandidat. Es neigt sich nach rechts, es neigt sich nach links. Wäre das hier von Ikea, wir würden es sofort reklamieren. Aber – und auch das wird einem ständig suggeriert – man muss dankbar sein für das, was man hat. Und das ist ja nicht wenig: Der Pflegedienst ist beauftragt, der Infusionsständer ist da, die Ernährungspumpe zur Sondenapplikation, der Rollstuhl, Universaltrichteradapter, Blasenspritzen, die aufblasbare Haarwaschwanne. Außerdem stehen bereit: Mehrere Pakete mit Einmalhandschuhen, ein großer Stapel Windeln (mit einem Fassungsvermögen von 2,1 Litern – was denken die, wen wir hier zu versorgen haben? Colonel Hathi aus dem Dschungelbuch?), vier Bettschutzeinlagen Frottee, ein Paar Kompressionsstrümpfe, Pappschalen, ein digitales Thermometer, Pakete mit Sondenkost »Fresubin Soya Fibre« im »EasyBag«, Bettdusche »Lavaset L3«, Schnellspanner für Pflegebett, Hygienebeutel, Watte, Feuchttücher, Papiertücher, mehrere Kissen, Trinkbecher, Blutdruckmessgerät, ein Mörser, um die Tabletten zu zerkleinern und das Pharma-Hack in Wasser aufgelöst direkt durch die PEG-Sonde geben zu können, Blutzucker-Mess-Utensilien, zwei Pflegehemden »mit halboffenem Rückenteil« und Blümchen, eine »Lagerungsrolle«, Waschhandschuhe und ein großer Müllsack. Weil meine Mutter MRSA-Trägerin ist, haben wir außerdem Desinfektionsmittel in größeren Mengen und für den Pflegedienst eigene Kittel und Mundschutz vorrätig. Von wegen, man geht mit leeren Händen von dieser

Welt. Nicht mal die Salzburger Festspiele haben so viel Equipment wie ein Schwerstkranker. Allein wegen der Medikamente könnte es im Wohnzimmer meiner Eltern nun aussehen wie in »Emergency Room«. Aber meine Schwester mit ihrem Händchen fürs Dekorative hat überall bunte Kissen verteilt, »Teutonia II« ist mit Blümchenbettwäsche aufgewertet worden. Am Bett steht ein Nachttisch mit Fotos der Enkelkinder. Meine Mutter kann nun durch die große Terrassentür direkt in ihren geliebten Garten schauen, auf den riesigen Rosenstrauch, an dem ihr Herz so hängt. Wir werden nun immer hier bei ihr sein können, in diesem Raum, in dem gegessen wird, in dem ihre Bücher stehen, die beeindruckende Bibliothek an Kinderfilmen für die Enkel, der Fernseher. Wie man eben immer ›immer‹ sagt, auch wenn gerade noch so viel Zeit ist, wie man braucht, um eine kriminelle Vereinigung zur Beschaffung einer illegalen Pflegekraft zu gründen.

Bilden Sie eine kriminelle Vereinigung!

Eine gute Pflege für eine Todkranke zu organisieren, ähnelt in wesentlichen Punkten der Beschaffung von Heroin: Man knüpft unter konspirativen Bedingungen Kontakte, trifft sich in fremden Wohnungen und kann mit viel Glück einen kurzen Blick auf den ›Stoff‹, also auf Ewa oder Lucia oder Valentina oder Dorata, werfen, anstatt – wie es auch üblich ist – ihn telefonisch in Polen oder Rumänien zu ordern. Wir haben Glück und ich einen Termin zum Blind Date mit Ursula. Vorab weiß ich von ihr so viel: Sie hat bereits jahrelange Pflege-Erfahrung, in der eigenen Familie und im Dienste pflegebedürftiger Senioren. Das Beste: Sie steht auch kurzfristig zur Verfügung. Zum schwarzmarktüblichen Preis von 900 Euro pro Monat, zuzüglich der Fahrtkosten. Alle drei Monate wird sie mit dem Bus für zwei, drei Wochen in ihre Heimat fahren. »Das kostet vielleicht 70 Euro«, erklärt mir mein ›Dealer‹. Er und seine pflegebedürftige Frau sind schon seit Jahren abhängig – von Weronika, davor von Iwanka und davor von Zofija. Ohne diese Frauen hätte er seine chronisch kranke Frau weder angemessen pflegen noch in seinem Beruf bleiben können. Was wäre die Alternative gewesen? »Pflegeheim«, sagt er, selbst wenn er seine Arbeit aufgegeben hätte. Allein wäre das nicht zu schaffen gewesen, auch nicht mit Pflegedienst. Das wollte er ihr und sich nicht antun.

Wie man einen ›Dealer‹ findet? Indem man herumerzählt, was man braucht. Das Verblüffende: Beinahe jeder Zweite weiß tatsächlich jemanden. Da ist die Kollegin, die ihre Mutter von zwei Polinnen über ein Jahr lang daheim pflegen ließ, der ehemalige Mitschüler, dessen verwitweter Vater seit Jahren von Rumäninnen versorgt wird, Bekannte, deren Schwiegermutter nur dank Ewa noch daheim leben kann. Ich bekomme Telefonnummern zugesteckt mit Anweisungen, die man sonst eher aus Agentenfilmen kennt: Bloß nicht nach 20 Uhr anrufen, und erst einen bestimmten Namen als Referenz nennen. Ich telefoniere mit mir völlig fremden Menschen, alle sind sehr freundlich und hilfsbereit. Am Ende bleibt Ursula als Strohhalm übrig.

Nun sitze ich mit dem Paar – nennen wir es Claudia und Martin –, mit Weronika und Ursula am Wohnzimmertisch der behindertengerechten Wohnung irgendwo im Ruhrgebiet. Genaueres darf ja nicht ausgeplaudert werden. Wir befinden uns an diesem sonnigen Samstagnachmittag schließlich mitten im Schattenreich der deutschen Pflegelandschaft. Weronika hat weder einen Arbeitsvertrag noch eine Krankenversicherung. Nicht, dass Frauen aus Osteuropa hierzulande nicht arbeiten dürfen. Aber sie legal zu beschäftigen ist aus vielerlei Gründen manchmal kaum eine Option. Zwar ist mittlerweile wenigstens die aufwendige Arbeitsmarktprüfung für die meisten osteuropäischen Länder entfallen (bis Mai 2011 musste der Nachweis geführt werden, dass es keinen deutschen Bewerber für die Stelle gibt). Dennoch sind ausreichend Hürden geblieben, die nicht wenig zur Nachfrage nach illegalen Arbeitskräften beitragen. Nach unterschiedlichen Schätzungen pflegen in Deutschland rund 100.000 bis 150.000 Osteuropäerinnen in der Illegalität (die meisten davon übrigens in den reichen Bundesländern, in Rheinland-Pfalz, Bayern und Baden-Württemberg).[89] Da wäre zum einen das Procedere, gegen das selbst das CDU-Parteispenden-Dickicht geradezu übersichtlich wirkt. Entsendet etwa eine Agentur im Ausland eine Arbeitskraft nach Deutschland, ist man nur dann auf der sicheren Seite, wenn die Bundesagentur für Arbeit der entsendenden Firma eine »Verleiherlaubnis« ausgestellt hat. »Auch Helferinnen, die im EU-Ausland als

Selbstständige gemeldet sind, können entsendet werden«, schreibt die Zeitschrift Finanztest, warnt aber: »Die Helferin kann ›scheinselbstständig‹ sein.«[90] Eigentlich muss sie ihre Arbeitskraft noch anderen Familien zur Verfügung stellen – kann sie aber nicht, weil der Sinn der Sache mit der Pflege ja ist, dass sie sich ausschließlich um einen Menschen kümmert. Und: Es heißt ›Haushaltshilfe‹, nicht ›Pflegekraft‹. Die Frauen dürfen lediglich als Haushaltshilfen für Pflegebedürftige arbeiten. Obwohl der Rahmen da mittlerweile etwas großzügiger gefasst ist als noch vor einiger Zeit: Er umfasst das An- und Auskleiden, die Körperhygiene, Begleitung beim Gang auf die Toilette und Hilfen beim Essen. Nicht gestattet sind Aufgaben, die gewöhnlich nur ein Pflegedienst übernimmt »wie zum Beispiel Verband wechseln, Wunden versorgen, Medikamente geben oder Kompressionsstrümpfe wechseln«.[91] Das gilt auch für den Fall, dass es sich um eine ausgebildete polnische Krankenschwester handelt und gerade die guten Pflegedienste in manchen Regionen Wartezeiten haben, deren Ende man selbst dann nicht erlebt, wenn man sich mit dem Sterben so viel Zeit lässt wie Jopi Heesters.

Will man trotz allem zu den Richtigmachern gehören und meldet also seine Haushaltshilfe ordentlich an, gilt das deutsche Arbeitsrecht mit allen Konsequenzen: Arbeitszeit- und Mindestlohnregelung nebst Urlaubsanspruch. Das kostet vor allem, was ein unheilbar an Krebs Erkrankter und seine Angehörigen nur selten vorrätig haben: Zeit. Von der Antragstellung bis zum Arbeitseintritt, von Anmeldung der Arbeitskraft beim Einwohnermeldeamt und bei der Krankenkasse, dem Antrag einer Betriebsnummer bei der Arbeitsagentur bis hin zu den Sozialversicherungsbeiträgen, die abgeführt werden müssen, können durchaus ein paar Wochen vergehen. Inzwischen kann man mit einem Schwerstkranken daheim keiner geregelten Arbeit nachgehen und also auch nicht das Geld verdienen, das es kostet, eine Hilfskraft ganz legal zu beschäftigen. Rund 1.400 Euro für eine 38,5-Stunden-

Woche. Eine Agentur in unserer Nähe, die ich auf der Suche nach Hilfe anrufe, kalkuliert dafür 2.500 Euro. Die Frau, die zu vermitteln wäre, könne immerhin bestens Deutsch sprechen und sogar Auto fahren. »Das ist doch sehr praktisch, wegen der Einkäufe«, sagt der Vermittler. Einkaufen ist unser geringstes Problem. Und: Von dem Geld kommt am Ende ohnehin nur ein Bruchteil bei der Beschäftigten an. Ausgehend von rund 1.400 Euro bleiben nach Steuern und durchaus üblichen Abzügen für Kost und Logis manchmal nicht mehr als 600 Euro netto. Das ist vielleicht legal, aber für die harte Arbeit indiskutabel. Ähnlich realitätsfern die Vorstellung, die Frauen hätten gern eine Arbeitszeitregelung, wie sie hierzulande für Supermarktkassiererinnen oder Sekretärinnen üblich ist. Die Frauen wohnen meist mit im Haus oder in der Wohnung ihrer Pfleglinge, also fern der Heimat, fern von Freunden, Familie und der Möglichkeit, ihre Freizeit so zu gestalten wie jeder gewöhnliche Arbeitnehmer: in einem selbst gewählten Umfeld. Sie befinden sich in einer ähnlichen Lage wie Beschäftigte von Bohrinseln oder Kreuzfahrtschiffen oder wie die Söldner von Blackwater. Denen würde man ja auch nicht anbieten, es sich ab 16 Uhr im Irak gemütlich zu machen, damit den Arbeitszeitregelungen Genüge getan ist.

Ja, so schnell schreitet die moralische Verwahrlosung bei Angehörigen mit einem häuslichen Schwerstpflegefall voran. Eben hat man noch für ordentliche Tarifverträge, für Arbeitnehmer- und Arbeitsmarktschutz votiert, sich über Niedrigstlöhne für Friseurinnen im Osten, für Kranken- und Altenpfleger empört. Hätte es als diskriminierend empfunden, erwachsene Frauen bloß mit dem Vornamen anzusprechen und nicht als Frau P., Frau L. oder Frau S. Jetzt hat man eine sterbende Mutter zu betreuen und ist zwangsläufig Mitglied im Fanclub illegaler Beschäftigung zu Bedingungen, die nicht nur die Journalistin Elisabeth Niejahr als moderne Form von Kolonialismus beschreibt. Es könne doch, sagt sie in einer Talk-Runde bei Anne Will, nicht die Lösung sein, Frauen aus Osteuropa zu Dumping-Löhnen im Haushalt zu beschäftigen. Sie zu zwingen, ihre Familien zu verlassen und fremde Menschen zu pflegen, während die eigenen Angehörigen – ihre Kinder und ihre Eltern – monatelang ohne sie auskommen müssten. Was aber wäre dann die Lösung? Das weiß keiner der Gäste in der Sendung zum Thema »Wenn Svetlana Opa betreut – letzter Ausweg illegale Pflege?«[92] »Ich glaube, man muss dafür sorgen, dass mehr Geld gezahlt wird«, wagt Frau Niejahr schließlich einen Vorstoß ins Ungefähre. Aber wer genau soll da mehr Geld bekommen? Ich, damit ich mir eine legale Pflegerin leisten kann? Der Pflegedienst? Egal, wie viel Geld man bekäme, eine Rundumbetreuung wäre nur mit einem Volk von Lottomillionären zu finanzieren. Auf etwa 13.000 Euro monatlich veranschlagt Nare Yesilyurt-Karakurt, die in Berlin eine Firma für »kulturspezifische Hauskrankenpflege« mit über zweihundert Beschäftigten leitet, die Kosten für solch eine 24-Stunden-Pflege. Sie würde fünfeinhalb Mitarbeiter in drei Schichten beschäftigen – theoretisch. Praktisch, so die Pflegeexpertin, könne sich auch ein Pflegedienst so etwas gar nicht leisten. Wegen der Lohnnebenkosten. Bliebe noch das Pflegeheim oder ein Hospiz. Das zieht unsere Familie gar nicht ernsthaft in Erwägung. Meine Mutter möchte nach Hause. Wir möchten sie bei uns haben, und wir alle möchten keinesfalls mehr die ständigen Auseinandersetzungen mit dem jeweiligen Klinikpersonal, die Telefonmarathons mit der Krankenkasse, den Klinikleitungen, dem Sozialdienst. Meine Schwester und ich können uns außerdem nicht mehr allzu lange die erzwungene Arbeitszeitverkürzung leisten. Es führt also beim besten Willen kein Weg an Ursula vorbei; trotz des Pflegedienstes, der nun dreimal am Tag zu Mutter kommen wird und den wir – vorläufig – selbst bezahlen.

Noch ist ja nicht entschieden, mit wie viel oder mit wie wenig Geld sich die Pflegekasse an den Unkosten beteiligen wird. Dazu hätte der Medizinische Dienst zunächst eine Einschätzung des Pflegebedarfs abgeben müssen. Doch der hatte bislang keine Zeit. Natürlich wäre es sehr viel praktischer für uns gewesen, die Klinik, die meine Mutter entlassen hat, hätte ihr nicht nur einen MRSA-Keim, sondern der Pflegeversicherung auch eine verbindliche Einschätzung ihres Zustandes mitgegeben. Noch während der Reha hatte mir die Krankenkasse erklärt, es läge einzig in der Kompetenz der Ärzte vor Ort, zu entscheiden, ob und in welchem Umfang meine Mutter Therapien erhält. Diese Kompetenz scheint allerdings nicht auszureichen, um ihren Zustand auch für die Pflegeversicherung überzeugend in eine der drei Pflegestufen einzuordnen. Nicht unwichtig, denn diese Klassifizierung entscheidet darüber, wie viel Geld die Pflegeversicherung beiträgt. Sie ist wie folgt gestaffelt:

Pflegestufe I erhält, wer täglich mindestens 90 Minuten Hilfe braucht. Beim Waschen, Anziehen, Betten und Essen. Dabei müssen auf die Grundpflege – also auf die Unterstützung bei alltäglichen und lebensnotwendigen Dingen wie Nahrungsaufnahme, Körperpflege, Ausscheidungsvorgängen, Ankleiden oder Zubettgehen mehr als 45 Minuten entfallen. Das Pflegegeld für Angehörige beträgt dann 235 Euro, für einen Pflegedienst bezahlt die Pflegeversicherung 450 Euro, für eine stationäre Betreuung 1.023 Euro.

Pflegestufe II erhält, wer mindestens drei Stunden täglich Hilfe braucht und seinen Haushalt nicht mehr führen kann. Dabei müssen auf die Grundpflege mindestens zwei Stunden entfallen. Pflegegeld: 440 Euro. Pflegedienst: bis 1.100 Euro, stationäre Betreuung 1.550 Euro.

Pflegestufe III erhält man für die Betreuung einer »schwerstpflegebedürftigen Person«, die bei der Körperpflege, der Ernährung oder der Mobilität täglich rund um die Uhr, auch nachts, der Hilfe bedarf und zusätzlich mehrfach in der Woche Hilfe bei der hauswirtschaftlichen Versorgung. Zeitlicher Mindestaufwand: 5 Stunden täglich, und davon müssen auf die Grundpflege mindestens 4 Stunden entfallen. Pflegegeld: 700 Euro. Pflegedienst 1.550 Euro, stationäre Betreuung 1.550 Euro, in Härtefällen 1.918 Euro.

Als »pflegender Angehöriger« kann man sich für eine Mischkalkulation entscheiden. Man kann den maximalen Betrag für die »Sachleistungen« nicht komplett an den Pflegedienst geben, sondern sich entschließen, vieles selbst zu tun. Die Differenz von dem, was die Kasse der Pflegestufe entsprechend zahlt und der Pflegedienst kostet, geht dann an die pflegenden Angehörigen. Kompliziert? Hier ein kleines Rechenbeispiel: Ein Versicherter in der Pflegestufe II hätte eigentlich Anspruch auf bis zu 1.100 Euro Sachleistungen, also Leistungen des Pflegedienstes. Er nimmt davon aber nur 825 Euro in Anspruch, also 25 Prozent weniger, als er könnte. Diese 25 Prozent beziehen sich aber nicht auf die 1.100 Euro Sachleistungen des Pflegedienstes, sondern auf die 440 Euro, die man als Angehöriger bekäme. Sind dann also 110 Euro, die man bekommt, wenn man selbst Hand anlegt.

Weshalb die beiden unterschiedlichen Summen? Ist ein pflegender Angehöriger etwa weniger wert? Es sei ein Gebot der Fairness, wird argumentiert, hier andere Maßstäbe anzulegen. Die Leistungen eines professionellen Pflegedienstes würden höhere Kosten verursachen als die Leistungen von Angehörigen. Man müsse da ja unter anderem auch die Lohnnebenkosten berücksichtigen. Dafür seien die höheren Maximalbeträge vorgesehen. Ich bin kein Wirtschaftsexperte, aber nach meiner laienhaften Meinung und meiner Erfahrung verursacht die Pflege gerade auch Angehörigen einiges an Kosten: Zeit, Geld, Gesundheit und manchmal auch den Arbeitsplatz. Es ist ja nahezu unmöglich, mit einem Schwerkranken daheim einer Vollzeitbeschäftigung nachzugehen. Zu diesem Ergebnis kommt auch eine Studie, die die Friedrich Ebert Stiftung im Rahmen ihres Zukunftsprojektes 2020 durchführen ließ. Darin heißt es: »Der Umfang der häuslichen

Pflegearbeit wird im extremen Maße unterschätzt.«[93] Könnte sein, dass dahinter Methode steckt, man es gar nicht so genau wissen will. Entgegen der sonst so verbreiteten Manie, alles und jedes statistisch zu erfassen, sind die Daten über diesen Bereich der Pflege eher unzureichend. »Die privat pflegende Person wird amtlich unsichtbar gemacht.«[94] Dennoch weiß man, dass die ›privat pflegende Person‹ im Durchschnitt 36,7 Wochenstunden oder 5,2 Stunden am Tag pflegt. »Der Umfang dieser Pflegearbeit ist so groß, dass dafür die Schaffung von 3,2 Millionen Erwerbsarbeitsplätzen in Vollzeit möglich wäre. Der Wert dieser Arbeit kann mit 44 Milliarden Euro angesetzt werden, wenn man ein mittleres Lohnniveau unterstellt.« Und weiter: »Die Absicherung für diese Arbeit ist völlig unzureichend, denn über die Pflegeversicherung werden pro Tag nur 0,5 bis 1,8 Stunden Pflegearbeit investiert.«[95]

Man kann seine Arbeitszeit seit 2012 in der sogenannten »Familienpflegezeit« zwar für maximal zwei Jahre auf bis zu 15 Stunden die Woche reduzieren. Sofern der Arbeitgeber zustimmt. Um die finanziellen Einbußen in dieser Pflegezeit auszugleichen, ist eine Lohnaufstockung vorgesehen. Die allerdings muss bei Rückkehr in den Vollzeitjob wieder abgearbeitet werden. Dazu gibt es bei einem familiären Pflegefall Anspruch auf Freistellung von der Arbeitspflicht für maximal zehn Arbeitstage. Der Anspruch besteht aber nur, wenn es sich um eine akut aufgetretene Pflegesituation eines nahen Angehörigen handelt. Außerdem kann man sich – unbezahlt – vollständig oder teilweise für maximal sechs Monate von der Arbeit freistellen lassen. Dieser Anspruch besteht im Unterschied zur kurzzeitigen Arbeitsbefreiung aber nur in Unternehmen mit regelmäßig mehr als 15 Beschäftigten. Bei einer durchschnittlichen Pflegezeit von ca. acht Jahren ist das geradezu lächerlich. Außerdem wird man in dieser Zeit nicht bezahlt und muss zudem fürchten, einen nicht gerade schmeichelhaften Eintrag ins große Klassenbuch der Arbeitswelt zu erhalten. Besonders Frauen tragen da ein hohes Risiko. Zwei Drittel der unbezahlten häuslichen Pflegearbeit übernehmen sie, nur ein Drittel wird von Männern geleistet. Hege und Pflege gilt nach wie vor als traditionell weiblicher Tätigkeitsbereich. Kein Prestige und unbezahlt – alles Gründe, weshalb Pflege auf der männlichen Prioritätenliste sogar noch nach »Elternzeit« kommt. Das prägt auch den Umgang mit pflegenden Angehörigen in der Arbeitswelt. In der Regel behandeln Chefs schon die Mutterschaft wie eine Karriere-Verzichtserklärung. Ein Schwerstkranker daheim aber setzt einen noch mehr dem Verdacht aus, man würde die falschen Prioritäten setzen. Einer hochqualifizierten Kollegin, die gerade einen neuen Job angetreten hatte, wird noch in der Probezeit gekündigt. Ihre Mutter war plötzlich schwer an Krebs erkrankt. Um bei ihr im Krankenhaus und später im Hospiz zu sein, stand sie ihrem Arbeitgeber an den Wochenenden und abends ab 19 Uhr nicht mehr zur Verfügung. Das hatte sie bereits beim Vorstellungsgespräch angekündigt. Innerhalb eines Monats wird sie nun zwei Mal bereits mittags in das Hospiz gerufen, weil es so aussieht, als würde ihre Mutter sterben. Obwohl sie weit über die Grenzen der Belastbarkeit noch versucht, die Erwartungen zu erfüllen, verliert sie ihre Stelle. Besonders bitter: Sie hatte auf viel Zeit mit ihrer Mutter verzichtet, die kurz darauf verstarb.

Sicher, die Arbeitswelt ist kein Ponyhof. Ausgerechnet beim Thema Pflege aber erschwert wohl noch ein weiterer Faktor das Verständnis und das Mitgefühl für die besondere Lage der Betroffenen: dass es quasi zur Arbeitsplatzbeschreibung der Alphatiere in den Chefetagen gehört, sich für unkaputtbar zu halten. Manager und Politiker glauben offenbar, der Tod unterhalte eine Sonderabteilung eigens für sie. Dort wird man kurz nach seinem 150. Geburtstag – also etwa zehn Jahre nachdem man von seinen Mitarbeitern tränenreich verabschiedet wurde – im Schlaf vom Tod geholt. Natürlich haben auch Chefs Eltern, die irgendwann alt und gebrechlich werden, aber sie haben auch die finanziellen Möglichkeiten, deren Sterben in professionelle Hände zu geben. »Neben dem Geschlecht ist vor allem das Einkommen die prägende Dimension gelingender Vereinbarkeit«, heißt es im Pflege-Positionspapier des DGB.[96] Je größer das Einkommen, desto besser lässt sich Pflege delegieren, je geringer das Gehalt, umso höher muss der Eigenanteil an der Pflege sein und umso größer die Gefahr, sich alsbald ganz aus der Berufswelt verabschieden zu müssen. Deshalb: Ja, auch der pflegende Angehörige hat ordentlich Kosten zu stemmen, in jeder Beziehung: zeitlich, finanziell, nervlich, und er hat deshalb das volle Pflegegeld verdient.

Es gibt ja keine bessere Pflege als die häusliche. Das wissen wir nun nach vier Kliniken und sieben Krankenhausstationen. Das findet meine Mutter auch. Hatte sie auf der Palliativstation praktisch eine Woche lang wie im Tiefschlaf gelegen, ist sie nun erstaunlich munter. Die Augen sind hellwach und sie spricht wieder. In ihrem Haus mit Blick auf ihren Garten wirkt sie mindestens so erleichtert wie wir. Ja, sie hat viele Haare verloren, ihre Haut ist trocken wie Pergament, der ganze Mund voller Entzündungen, sie ist sehr schwach und total abgemagert, aber es ist wunderbar, sie wieder bei uns zu haben. Der Pflegedienst kommt, wäscht sie, macht sie bettfein für die Nacht, verabreicht die Medikamente, schaut nach der Nahrung. Wir lassen uns noch einmal zeigen, wie das geht mit den Windeln. Eine Freundin wird mich später fragen, ob es schwer ist, die eigene Mutter zu windeln. »Ja«, sage ich. »Das ist es. Aber nicht aus den Gründen, die man gewöhnlich im Kopf hat, wenn man als erwachsenes Kind daran denkt.« Meiner Schwester und mir würde es gar nichts ausmachen, wenn es nicht für meine Mutter so schlimm wäre, von ihren Töchtern und auch von ihrem Mann »frischgemacht« zu werden. Aber jetzt ist alles gut. Wir sitzen neben ihrem Bett, halten ihre Hand. Wir sprechen mit ihr. Wir lachen, als sie wie ein junges Mädchen zartrot wird, als wir sie mit ihrem Faible für den jungen Physiotherapeuten in der Reha-Klinik necken.

Endlich haben wir die Kontrolle. Wir müssen nicht warten, bis sich eine Krankenschwester erbarmt, bis jemand Zeit hat, den Tropfenzähler neu einzustellen, die Windeln zu wechseln, die Haare zu waschen, die Medikamente zu geben. Nicht mehr der Dienstplan diktiert den Taktschlag der Zuwendung, sondern allein die Bedürfnisse meiner Mutter. Wir erlauben uns einen ganz neuen Luxus: Entspannung. Und, ja, wieder eine Perspektive: Mutter soll nun regelmäßig Physiotherapie bekommen. Wir versprechen ihr, dass wir sie bald im Rollstuhl auf die Terrasse fahren werden. Und wenn man das Universum schon wegen freier Parkplätze belästigen darf, weshalb dann nicht auch mit dem Wunsch, sie bei meiner Hochzeit in drei Monaten dabeihaben zu dürfen? Es ist kein Glück, was wir an diesem ersten Abend mit Mutter daheim erleben. Davon sind wir weit entfernt, wenn auch nicht so weit wie noch vor einigen Tagen. Es ist aber ein Zustand, der sich immerhin noch in Sichtweite von etwas befindet, das sich beinahe wie Erleichterung anfühlt. Wenigstens für eine kurze Weile. Bis es Nacht wird.

Meine Mutter muss regelmäßig umgelagert werden. Alle drei Stunden, so rechnen wir, sollte einer von uns nach unten ins Erdgeschoss gehen und die komplizierte Kissenkonstruktion neu arrangieren. Macht sechs Stunden Schlaf am Stück für jeden von uns. Das sollte gut zu schaffen sein. Ist es aber nicht. Mutter hat Angstzustände. Sie ruft »Hilfehilfehilfehilfe« und »Auauauauauaua«. Stundenlang. Sie klagt über Schmerzen. Fragt man sie, was genau ihr wehtut, was sie braucht, sagt sie: »Nichts.« Sie möchte wohl nur nicht allein sein hier unten im Erdgeschoss. Also legen wir uns abwechselnd auf das Sofa im Wohnzimmer, direkt neben ihr Bett. Trotz endloser Experimente mit der Sondenkost und der Durchlaufgeschwindigkeit der Nahrung leidet sie weiterhin unter Durchfall. Beim Umlagern stellt sich jedes Mal heraus, dass sie neue Windeln braucht (nicht im Sinne des Herstellers der 2-Liter-Windeln, der vermutlich den Außenbordeinsatz von Senioren im Weltall nicht mit regelmäßigen Toilettengängen gefährden wollte). Allein ist es nicht zu schaffen. Jedenfalls nicht für den Pflege-Laien. Ein zweiter muss immer helfen. Mehr als drei Stunden am Stück schläft nun keiner von uns. Das geht eine Nacht, zwei Nächte. Eine Woche lang. Meine Schwester und ich können überall arbeiten, wo ein PC steht und es Internet gibt. Aber nicht im Dämmer ständigen Schlafentzugs. Das Wichtigste aber: Die kurze Zeit, die uns mit Mutter noch bleibt, wollen wir nicht weit jenseits der Grenzen unserer physischen Belastbarkeit verbringen, am Ende noch darüber streiten, wer jetzt dran ist den Urinbeutel zu leeren oder anfangen, Mutters Rufe zu ignorieren, sie nur noch ein winziges bisschen länger als gestern in der vollen Windel zu lassen und es eigentlich gar nicht mehr so schlimm finden, wenn sich ihr Arm versteift, weil sie unbequem liegt, oder nachts einfach die Tür zu schließen, um ihre Rufe nicht mehr zu hören.

Es ist absolut inakzeptabel. Aber ich kann mir nun immerhin vorstellen, wie es selbst an den allerbesten Vorsätzen zehrt, ganz allein für einen dementen oder anderweitig schwerkranken Menschen zuständig zu sein, der kaum mehr Schlaf braucht als eine Giraffe. Der vielleicht das Essen verweigert, frische Kleidung, der sich einkotet, schreit, todtraurig ist, der weit mehr Unterhaltung will, als das Fernsehprogramm hergibt. Der liebgehabt werden möchte, auch morgens um drei Uhr. Der fast gar nichts mehr alleine kann. Der zornig ist und untröstlich darüber, wie es so mit ihm zu Ende gehen kann. Der immer – das ist vielleicht überhaupt das Schlimmste – da ist und abhängig wie ein Säugling. Der einen nicht rauslässt, aus der Verantwortung, aus seinem Blickfeld und auch nicht aus den Ansprüchen, die man an sich selbst hat, aus der Vorstellung, was einen guten Menschen ausmacht, an der man nun so grandios zu scheitern droht. Menschen revanchieren sich schon für weit weniger mit verbalen Attacken, Verachtung, bis hin zu körperlichen Angriffen. Die Deutsche Alzheimer Gesellschaft schätzt, dass bis zu 10 Prozent der Demenzkranken Opfer häuslicher Gewalt werden.[97] Manche sehen auch keinen anderen Ausweg mehr aus dieser Vorhölle, als sich selbst und ihren Liebsten von dieser Verzweiflung und Einsamkeit zu erlösen als durch Mord und Selbstmord. Ein besonders tragischer Fall ereignete sich in Hessen. Dort musste sich ein Mann vor Gericht verantworten, der seiner Frau erst mit einer Bratpfanne mehrmals auf den Kopf geschlagen und dann zwölf Mal mit dem Küchenmesser auf sie eingestochen hatte. Als sie tot war, versuchte er sich selbst umzubringen, was misslang. Der Hintergrund: Seine Frau war schwer an Darmkrebs erkrankt und nach fünf Operationen, »mit einer offenen Bauchwunde, mit zwei künstlichen Darmausgängen, nach einer Woche im Koma, so dünn, dass ihr die Kleider vom Leib rutschten«,[98] zu ihrem Mann, einem Kioskbesitzer, nach Hause entlassen worden. Dort musste er ihr, die jedes Mal vor Schmerzen weinte, die Wunde reinigen, die Verbände wechseln, die Beutel erneuern. Er sprach mehrmals im Krankenhaus vor und ersuchte dort um Hilfe, wurde aber abgewimmelt. An Heiligabend schließlich wusste er sich nicht mehr anders zu helfen, als ihrem und seinem Leben ein Ende zu setzen. Das alles schilderte der Mann, der seine Frau »sehr geliebt« habe, vor Gericht, wo er sich wegen Totschlags verantworten musste. »Warum kam der Pflegedienst nur sporadisch? Hatte die Frau keinen Hausarzt? Warum ist die schwerkranke Frau überhaupt so früh aus dem Krankenhaus entlassen worden, ohne dass die häusliche Versorgung gesichert war?«, fragt der Frankfurter Chirurg, Autor und engagierte Verfechter einer »Medizin mit menschlichem Gesicht«, Bernd Hontschik.[99] Wer aufmerksam die Zeitung liest, dem werden immer wieder ähnliche Fälle begegnen, Berichte von Menschen, die man alleine ließ mit der viel zu großen Verantwortung für einen anderen. Sicher: Es gibt Lösungen. Aber was hätte der Mann tun sollen? Neben der Pflege seiner Frau und seiner Arbeit noch irgendwie Zeit erübrigen, um in der Politik eine bessere Versorgung durchzuboxen? In einer Situation, in der man als Angehöriger ohnehin schon angeschlagen ist, emotional und physisch? Um alles, wirklich alles, muss gekämpft werden. Und oft merkt man erst, wenn man schon mit dem Köfferchen und einem Schwerkranken die Klinik verlässt, was da auf einen zukommt. So wie eine Freundin, die von einem Tag auf den anderen ihre durch einen Hirntumor vollständig gelähmte Mutter aus der Klinik abholen sollte. Wohin? In welches Umfeld? »Das schaffen Sie schon!«, sagte die Krankenschwester.

Auch deshalb führt einfach kein Weg an diesem Wohnzimmertisch im Ruhrpott vorbei, an dem ich nun mit Martin, Claudia, Weronika und Ursula sitze. Weronika, die sehr gut Deutsch spricht, erzählt, weshalb Ursula so überraschend schnell zur Verfügung steht. In ihrer aktuellen Pflegestelle würde sie wie eine Sklavin behandelt. Die alte Frau, die sie pflegt, würde sie anschreien und Sachen nach ihr werfen, das Essen im Bett verschmieren, sich ständig einkoten. Die Familie, die im selben Haus lebe, kümmere sich keinen Deut um die Seniorin, erwarte aber, dass Ursula auch für sie alle putzt, aufräumt, bügelt. Das typische Risiko der Schwarzarbeiterin also: im rechtsfreien Raum wie eine Leibeigene behandelt zu werden. Sie brauche aber das Geld, sagt Weronika, und Ursula nickt heftig. Ich versichere Weronika, dass Ursula bei uns geregelte Arbeitszeiten haben wird, ein eigenes Zimmer mit Fernseher sowieso. Außer meinem Vater wäre immer auch entweder meine Schwester oder ich da. Und: Wir denken darüber nach, noch eine zweite Frau zu engagieren, damit sich auch nachts jemand um meine Mutter kümmern kann. Wir hätten da aus einer anderen Quelle noch eine Möglichkeit. Nein, nein, interveniert Ursula, da hätte sie selbst eine Empfehlung, eine Freundin, die sie mitbringen könne. »SÄÄÄR guttte Frau!«.

Ursula lacht und zeigt dabei einige Goldzähne und ein paar Zahnlücken. Nein, kein Problem. Nicht die schwerkranke Mutter, nicht die Nachtwachen und auch nicht, dass sie einer ihr völlig fremden Frau so nahe kommen soll wie sonst kaum den engsten Angehörigen. Ganz sicher würde sie in zwei Wochen vor der Haustür meiner Eltern stehen. Ja, mit ihrer Freundin. Kein Problem auch das mit der Sprache. Sie verstehe ja viel, viel mehr, als sie sagen könne, beteuert sie, in wirklich sehr kargem Deutsch. Dabei lässt sie wieder und wieder ihre Goldzähne blitzen. Gar nichts ist ein Problem, und deshalb ist eigentlich in zehn Minuten alles besprochen. Das finde ich jetzt wieder schwierig. Aber es fällt mir keine einzige weitere Frage ein für jemand, der auf alles nur eine Antwort hat: »Kein Problem!« Ich denke, ja, vielleicht hat sie ja recht. Schon weil weder sie noch ich noch mehr Probleme gebrauchen können. Vielleicht sind Probleme sowieso einfach auch überbewertet. Ich denke an meinen Vater, der in Polen, damals noch Deutschland, seine Kindheit verbracht hat und vielleicht noch ausreichend polnischen Sprachschatz zusammenkratzen könnte, und falls nicht, dass es auch so irgendwie gehen wird. Ich habe schon über den Kauf neuer Stiefel länger nachgedacht als über die Entscheidung für Ursula und für wen immer sie in zwei Wochen auch mitbringen wird. Trotzdem bin ich richtig froh. Ich habe das Gefühl, genau das Richtige getan zu haben. Nachdem mich Martin am Bahnhof abgesetzt hat, rufe ich meine Schwester an: »Ich habe eine und sie kennt noch eine andere!« »Wie wollen wir das eigentlich alles bezahlen?«, fragt sie mich.

1.800 Euro im Monat werden für Ursula und ihre Freundin fällig. Eine Summe, die wir uns nicht leisten können. Das gilt so allerdings auch für den Kostenvoranschlag, den der Pflegedienst uns geschickt hat: Gesamtsumme Pflegeleistungen 2.221,31 Euro, plus 144,15 »Investitionskosten«. Das scheint sehr viel zu sein. Andererseits sehen wir, wie sich die Einzelposten läppern: 31 Mal »kleine Körperpflege abends« für 12,35 Euro oder Lagerung mittags und abends – das sind im Monat 62 Mal 4,75 Euro, also 294,50 Euro. 69 Mal Wegepauschale von 4,76 Euro macht allein schon 328,44 Euro. Kämmen ist gar nicht drin, kostet übrigens 2,38 Euro und kann ja von uns erledigt werden. Ebenso wie die »hauswirtschaftliche Versorgung« (Preis pro 5 Minuten 1,30 Euro). Die Pflegeversicherung würde 1.550 Euro übernehmen, sollte Mutter irgendwann einmal Pflegestufe III erhalten. Bis dahin gilt Pflegestufe I. Damit stehen uns für den Pflegedienst (nach den vor 2012 geltenden Tarifen) lediglich 420 Euro zur Verfügung. Unsere Berechnung: Selbst mit Pflegestufe III müssten wir noch knapp 1.000 Euro selbst finanzieren, um den Pflegestandard zu halten, den Mutter benötigt und der es uns erlaubt, weiter unseren Berufen nachgehen zu können. Mit Ursula und ihrer Freundin braucht der Pflegedienst allenfalls noch zwei Mal am Tag zu uns zu kommen. Damit hätten wir schon mal ein paar hundert Euro an Eigenbeteiligung gespart. Von Geld, das man nicht hat, kann man auch nichts sparen! Der gesamte Pflegekomplex wird von so vielen Milchmädchenrechnungen begleitet, da ist unsere nicht mal die schlechteste. Meine Schwester, mein Vater und ich sind uns einig: Die Zeit, die uns mit Mutter noch bleibt, lässt sich sowieso nicht beziffern. Irgendwie werden wir das Geld schon auftreiben.

Und weil es jetzt sowieso egal ist, fahren wir die Tage darauf erst mal zu Ikea. Wir brauchen dringend Nachttischchen für Ursula und ihre Freundin. Sie werden das Dachgeschoss im Hause meiner Eltern beziehen. Meine Schwester hat alles hübsch hergerichtet. Ich bestelle noch ein Deutsch-Polnisch-Wörterbuch, einen Deutsch-Kurs für die beiden Frauen im Internet und beauftrage ein Übersetzungsbüro mit einem Willkommensschreiben für die neuen Mitbewohnerinnen. In zehn Tagen werden sie vor unserer Tür stehen, »so gegen 17 Uhr«, hatte Weronika gesagt.

Meine Mutter, die kaum noch sprechen kann, flüstert mir abends zu, sie glaube ja, es werde meinem Vater so gar nicht gefallen, wenn da eine fremde Frau im Haus … Ich weiß, sie meint, es gefällt ihr eigentlich nicht. Auch das soll sie nun noch hergeben: ihre Privatsphäre in ihren eigenen vier Wänden. Am Ende des Lebens bleiben so wenige Dinge – aber gerade die sind besonders kostbar: die Nähe zu anderen Menschen, Liebe, Vertrauen, gemeinsam verbrachte Zeit, Privatheit und ein bisschen Eitelkeit. Meine Mutter zeigt auf ihr Kinn: Da gibt es mal wieder ein Haar zu zupfen. Nein, Sterben beginnt nicht mit einem Paukenschlag, und es ist auch nicht so pompös und gewaltig wie eine Wagner-Oper. Es kommen Kinnhaare darin vor und Reibekuchen und erschreckend praktische Fragen: Was macht man eigentlich mit einer Toten im Haus?

Interview mit Klaus W.

Wie groß die Belastungen von pflegenden Angehörigen sind, erfährt man meist erst, wenn man selbst in diese Situation kommt. Sogar nach einem Hausbesuch bei Betroffenen kann man nur ahnen, wie radikal sich das Leben ändert, will man einen geliebten Menschen so betreuen, wie er es verdient und man es sich ja auch für sich wünscht. Einen kleinen Einblick in das, was in Deutschland täglich gestemmt wird, geben Klaus W., seine Frau Adelheid und Ewa P., die das Paar seit nunmehr 12 Jahren unterstützt. Adelheid kann schon länger nicht mehr sprechen. Das tut ihr Mann für sie. Wie vieles andere auch:

Wie lange ist Ihre Frau schon krank?

Wir haben die Diagnose seit 16 Jahren, und das Stadium, in dem Adelheid sich jetzt befindet, dass sie im Rollstuhl sitzt und sich eigentlich gar nicht mehr bewegen kann, dauert nun auch schon einige Jahre.

In Deutschland, sollte man meinen, findet man mehr als genug Unterstützung in solch einer Situation. Wir haben Pflegedienste und Pflegeheime. Wieso haben Sie die Hilfe nicht in Anspruch genommen?

Wir haben das anfangs versucht. Als ich noch arbeiten gegangen bin. Damals kam der Dienst morgens, mittags, abends. Meine Frau wurde dann morgens sauber gemacht, mittags brachte man ihr Essen, abends wurde sie ins Bett gebracht. Aber wenn sie zwischendurch etwa mal auf die Toilette musste, war niemand da. Adelheid hat sich dann manchmal drei, vier Stunden wundgesessen. Dann kam der Dienst morgens auch schon mal eine Stunde später als verabredet und abends manchmal schon um acht Uhr, um meine Frau ins Bett zu bringen. Aber sie ist doch erwachsen und will nicht wie ein kleines Kind schon nach dem Sandmännchen schlafen geschickt werden. Ich verstehe ja, dass gerade in der Pflege nicht alles nach Plan laufen kann. Diese Leute arbeiten mit Menschen, da kann schon mal etwas dazwischenkommen. Aber es ließ sich einfach nicht mehr vertreten. Ich brauchte jemand, der den ganzen Tag da ist. Legal ist das nicht zu finanzieren. Deshalb habe ich mich um eine Alternative bemüht.

Sie haben einen Sohn. Unterstützt er Sie beide?

Wenn wirklich Not am Mann ist, können wir uns immer auf ihn verlassen. Das ist schon gut und entlastet sehr. Aber im Alltag, für die tägliche Pflege, muss immer jemand hier sein und wir müssen zu zweit sein. Mein Sohn hat eine eigene Familie, eine Arbeit. Das lässt sich nicht vereinbaren.

Warum beschäftigen Sie Ewa? Sie haben doch sicher eine Pflegestufe und bekommen also Pflegegeld?

Das ist ein Witz. Als Angehöriger erhalte ich für die Pflege meiner Frau, die Pflegestufe III hat, 675 Euro. Der Pflegedienst würde fast drei Mal so viel bekommen. Wäre Adelheid im Pflegeheim, bekäme das Heim bis zu 3.400 Euro. Das ist doch verrückt.

Und wieso ist ein Heim keine Lösung?

Es gibt hier in der Nähe ein Altenzentrum, in dem eine Nachbarin von uns liegt. Ich besuche sie dort regelmäßig und sehe, wie es da nur noch um Profit geht. Dort werden die Bewohner teilweise einfach ruhiggestellt. Die Pfleger und Pflegerinnen geben sich zwar alle Mühe, aber sie sind total überlastet. Zwei Schwestern betreuen sechs Schwerstpflegefälle. Bis alle gewaschen sind, ist es Mittag. Vielleicht können sie dort nicht mehr Personal finanzieren. Aber: Wenn ich höre, wie viel ein Platz kostet und wie die Menschen darin dahinvegetieren, das ist eine Schande. Es gibt kein besseres Wort dafür.

Wie haben Sie Ihre Alternative gefunden?

Zunächst über Empfehlungen von Nachbarn. Am Anfang half eine über 60-jährige Krankenschwester aus Polen. Die war schon brutal, muss man sagen. Sie hat Adelheid auch schon mal mitten im Winter zum Rauchen auf den Balkon gesetzt. Ob meine Frau nun wollte oder nicht. Ich konnte ja nicht eingreifen, weil ich noch arbeiten gegangen bin. Ein weiteres Problem: Sie sprach überhaupt kein Deutsch. Das war sehr schwierig. Man muss viel Glück haben, und das haben wir jetzt seit vielen Jahren mit Ewa.

Ist es nicht schwierig, nie mehr allein sein zu können? Es ist ja immer jemand in der Wohnung, der gar nicht zur Familie gehört?

Am Anfang war es für uns schon gewöhnungsbedürftig, immer jemand im Haus zu haben, ob man sich nun versteht oder nicht. Aber Ewa ist längst wie ein Familienmitglied. Sie hat hier ihr eigenes Zimmer. Nach ihren Wünschen eingerichtet. Mit Fernseher und polnischen Programmen. Wir verstehen uns sehr gut.

Machen auch Spaziergänge zusammen oder gehen Pilze sammeln, wenn Saison ist.

Wie läuft so ein Pflegetag bei Ihnen daheim ab?

Wir fangen morgens um halb zehn an. Dann nehmen wir als Erstes die alten Pampers weg, dann waschen wir Adelheid den unteren Körper. Wir ziehen sie an, setzen sie in den Rollstuhl und fahren sie ans Waschbecken. Dort werden die Zähne geputzt, dann wird auch der Oberkörper gewaschen und sie wird frisiert. Dann kommt das Frühstück: Brot, Kaffee und eine Zigarette. Danach schaut Adelheid fern, während wir schon das Mittagessen vorbereiten. Manchmal essen wir ja schon vor 12 Uhr.

Warum so früh?

Dienstag und Donnerstag bekommt Adelheit schon um 12 Uhr Gymnastik. Freitags hat sie auch Gymnastik. Aber erst um 14 Uhr. Und dann muss man immer beachten, wie stark das Essen gekaut werden muss. Wenn es da viel zu beißen gibt, müssen wir auch dafür Zeit einkalkulieren. Ebenso wie für die Zigarette. Adelheid raucht. Sie hat es zwar schon sehr eingeschränkt. Aber sie soll nicht ganz auf das Vergnügen verzichten. Es ist das Einzige, was sie noch hat. Auch wenn man ihr die Zigarette mittlerweile anreichen muss, weil sie sie selbst nicht mehr halten kann.

Haben Sie wenigstens nachmittags ein bisschen Pause?

Meine Frau schläft bis etwa 16 Uhr. In der Zeit mache ich Erledigungen. Wenn meine Frau aufwacht, bekommt sie erst mal neue Pampers. Sie wird gekämmt, trinkt Kaffee und raucht wieder eine Zigarette. Um sechs gibt es wieder eine und etwas zu essen. Um sieben, um acht und um neun jeweils wieder eine Zigarette. Wir schauen gemeinsam fern, meist etwas, das gegen 21:45 Uhr zu Ende ist. Es dauert nämlich eine Weile, sie ins Bett zu bringen.

Warum?

Da gibt es noch so viel zu tun: Zähne putzen, Gesicht waschen, das Nachthemd anziehen. Das ist schwer, wenn ein Mensch kaum noch Körperspannung hat. Adelheid wiegt sehr viel. Für das meiste muss man deshalb zu zweit sein. Allein schafft das keiner mehr. Nach der Abendtoilette bringen wir meine Frau ins Schlafzimmer, ziehen ihr das Nachthemd an, und dann kommt etwas, das mag jetzt für sehr zart besaitete Gemüter etwas viel Realismus sein. Aber das gehört eben auch dazu: Adelheid kommt in einen Lifter. Das heißt, sie bekommt Gurte um die Beine, um den Rücken und wird dann so eingehängt. Und dann ziehen Ewa und ich uns Latexhandschuhe an und holen ihr mit den Fingern den Kot aus dem Darm. Ich weiß, das klingt drastisch. Aber es geht nicht anders. Meine Frau müsste sonst stundenlang auf der Toilette sitzen und würde dabei die ganze Zeit im Lifter hängen. Dabei wird ihr Körper komplett zusammengedrückt. So ist das eine Sache von zwei Minuten. Dann hat Adelheid Ruhe. Bis das alles erledigt ist, ist es meist schon 22:30 Uhr.

Haben Sie auch mal Zeit für sich?

Eigentlich nur früh am Morgen vor dem Frühstück. Dann fahre ich Fahrrad, gehe danach an die Tankstelle und trinke einen Cappuccino, bevor es wieder losgeht.

Sitzen Sie nicht auch mal einfach gemeinsam am Tisch und sprechen miteinander?

Nein. Adelheid hat kein Interesse mehr an Gesprächen. Sogar wenn mein Sohn doch mal gelegentlich kommt und sein Kind mitbringt, ist meine Frau beinahe froh, wenn die Familie wieder geht. Meine Frau hatte kürzlich einen runden Geburtstag, da wollte sie auch mittendrin einfach nur noch nach Hause.

Welche Unterstützung würden Sie sich wünschen?

Ich würde einfach gern mehr Geld zur Verfügung haben, um meiner Frau all das zu finanzieren, was ihr gut tut. Zum Beispiel die Gymnastik oder auch spezielle Medikamente. Ich verstehe einfach nicht, weshalb ein Pflegeheim etwa so viel mehr Geld bekommt als ich, und das für eine Pflege, die nicht mal annähernd so gut ist wie das, was wir hier für meine Frau tun können. Und das in einer familiären Umgebung und mit Menschen, die ihr vertraut sind. Wir machen hier die gleiche Arbeit und noch viel besser. Aber ich muss sehr viel aus eigener Tasche bezahlen, und es ist nur eine Frage der Zeit, bis das Geld zu Ende ist. Was mich aber auch ärgert: Dass einem zu alldem auch noch so viele bürokratische Hürden in den Weg gestellt werden.

Wie meinen Sie das?

Als Adelheid erkrankte, haben wir hier die ganze Wohnung behindertengerecht umbauen lassen. Ich hatte dafür vier Wochen Urlaub genommen. Meine Frau war in dieser Zeit in einer Spezialklinik für Multiple-Sklerose-Patienten untergebracht. Sie können sich gar nicht vorstellen, wie viele Anträge ich stellen musste. Wegen jeder Kleinigkeit gab es Debatten, für jedes einzelne Stück, das man für die Pflege braucht. Bis ich gesagt habe: Bringt mir das Zeug her. Ich zahle das, sonst würde vermutlich heute noch die Hälfte fehlen. Oder dieser Wahnsinn mit dem Pflegenachweis.

Was wird da nachgewiesen?

Alle drei Monate kommt die Diakonie zu mir, um zu prüfen, ob die Pflegestufe III immer noch berechtigt ist. Was denken die denn? Dass eine Frau mit so schwerer Multipler Sklerose plötzlich aufsteht und zum Tanzen geht? Das kostet jedes Mal 36 Euro. Das sind 144 Euro im Jahr. Klingt erst mal nicht so viel, und ich hoffe, Sie halten mich nicht für einen Pfennigfuchser. Aber letztlich hängt so viel am Geld und es wird einem ja auch dauernd unter die Nase gerieben, wie teuer man kommt. Aber rechnen Sie die Kosten des Pflegenachweises auf 100.000 Pflegefälle um. Was da für diesen Schwachsinn für Summen zusammenkommen, die anderweitig so viel besser investiert wären. Das habe ich den Leuten von der Diakonie auch gesagt. Aber die meinen, so wären nun mal die Bestimmungen und es könnte ja sein, dass andere bloß kassieren und nichts machen.

Wie finanzieren Sie überhaupt die Pflege Ihrer Frau?

Ich habe immer viel gearbeitet und gespart. Trotzdem wird das Geld nur noch ein paar Jahre reichen. Jeden Monat geht eine sehr große Summe einfach für die Pflege weg. Egal, wie sehr ich mich einschränke, es wird immer weniger. Ich habe aber aufgehört, mich davor zu fürchten, nicht mehr für meine Frau sorgen zu können. Ich brauche alle meine Kraft für ihre Pflege.

Die meisten würden jetzt wohl fragen: Warum tun Sie das alles? Sie haben schon weit mehr auf sich genommen, als die meisten für zumutbar halten.

Ich kann nicht anders. Ich könnte es nicht ertragen, Adelheid nicht gut versorgt zu wissen. Ich finde grundsätzlich, dass man sich immer kümmern sollte. Ich erlebe auch bei meiner Nachbarin wie allein man sein kann, trotz Kindern. Sie hat Alzheimer im Anfangsstadium. Natürlich möchte sie nicht ins Pflegeheim. Um sie kümmern wir uns auch ein bisschen. Sie bekommt täglich ihren frisch gepressten Orangensaft. Ewa und ich sind jeden Tag eine halbe Stunde bei ihr, schauen, wie es ihr geht, sprechen mit ihr und sorgen dafür, dass sie genug Flüssigkeit zu sich nimmt. Ich gehe mit ihr zu den Ärzten, habe ihr Essen auf Rädern organisiert und ihre Unterlagen sortiert. Ihre Tochter war kürzlich mal da und ich hatte sie gebeten, sich mit mir mal eine halbe Stunde über ihre Mutter zu unterhalten. Aber die ist gleich wieder weggefahren.

Sind Sie nicht auch sehr verbittert?

Nein. Nur im Moment etwas schwach. Ich war sehr krank. Die Ärzte meinen, das sei stressbedingt. Erst hatte ich eine schwere Lungenentzündung, dann schlimme Hautprobleme und nun eine fast lebensgefährliche Darmentzündung. Ich habe sehr, sehr viel abgenommen dadurch und musste vier Wochen ins Krankenhaus. Dort stand es auch mal kurz auf der Kippe mit mir. In der Zwischenzeit musste Ewa hier alles alleine machen. Das ist eigentlich gar nicht zu schaffen. Trotzdem muss es manchmal auch einfach so gehen. Wie jetzt, wenn Ewa zu ihrer Familie nach Polen fährt. In dieser Zeit muss ich meine Frau das erste Mal in Kurzzeitpflege geben. Mir geht es einfach noch zu schlecht und ich habe einfach keine Kraft. Ich habe da ein ganz gutes Pflegeheim gefunden. Hoffe ich. Es geht nicht anders.

Wer wird Sie einmal pflegen?

Ich weiß es nicht. Ich versuche einfach, mir darüber keine Gedanken zu machen.

Interview mit Ewa P.

Seit Jahren hilft sie Klaus W. bei der Betreuung von Adelheid, seiner schwerkranken Frau. Ewa P. und ich unterhalten uns auf Deutsch. Das ist nicht ganz fair, weil sie es zwar ganz gut spricht, aber sich natürlich auf Polnisch sehr viel besser ausdrücken könnte. Dass ich nicht mit einem Dolmetscher angereist bin, liegt daran, dass sich dieses Gespräch zufällig ergibt. Später kann man es nicht mehr vertiefen, weil Klaus W. erneut ins Krankenhaus kommt und keine Zeit mehr bleibt für ein Treffen.

Wieso sind Sie nach Deutschland gekommen?

Anfangs wollte ich mir Geld zu meinem Studium dazuverdienen. Ich war schon über 40 Jahre alt und wollte noch einmal Sonder- und Heilpädagogik studieren.

Kannten Sie sich aus mit der Pflege?

Ja, ich hatte jahrelang meine Oma gepflegt, bis sie mit 103 Jahren gestorben ist.

Haben Sie keine Familie?

Doch, einen Mann und zwei Kinder. Als ich gegangen bin, waren die Kinder aber schon älter und mein Mann arbeitete bereits in Köln. Ich dachte ja sowieso, ich mache das nur kurz, bis ich genug Geld zusammenhabe.

Wie sind Sie an Ihre jetzige Stelle gekommen?

Eine Cousine hat mir davon erzählt. Erst hatte ich Bedenken, als ich hörte, dass ich zu einem Mann und einer pflegebedürftigen

Frau ziehen sollte. Wegen des Mannes. Aber meine Cousine sagte, wenn es mir nicht gefiele, könnte ich jederzeit nach Hause. Also habe ich es probiert.

Offenbar ist es ja ganz gut gelaufen. Sie sind ja jetzt schon einige Jahre hier.

Ja. Ich habe mich gleich sehr gut mit Adelheid verstanden. Und Klaus war am Anfang ja ohnehin nie zu Hause. Er hat sehr viel gearbeitet. Als ich dann mein Diplom hatte, wollte ich ja eigentlich aufhören. Aber dann hat mein Sohn geheiratet, hat eine Wohnung gekauft. Meine Tochter hat ein Studium begonnen. Also brauchte ich wieder Geld. Jetzt könnte ich eigentlich nach Hause, aber Klaus hat mich gebeten, ihm zu helfen. Also bin ich geblieben.

Was ist, wenn Sie mal nach Hause fahren?

Dann kommt eine Vertretung, die ich erst einarbeiten muss. Einmal ist eine Frau einfach nicht gekommen. Klaus musste deshalb eine Operation verschieben. Eine ist einfach ohnmächtig geworden und wollte gleich wieder heim. Mein Bus war noch nicht abgefahren, als Klaus mich anrief, konnte ich zurückkommen. Klaus kann Adelheid längst nicht mehr allein betreuen.

Ihre Arbeit ist ja ungeheuer schwer und sehr intim. Wie schaffen Sie das?

Das größte Problem ist, dass Adelheid so schwer ist. Manchmal kann ich sie kaum noch halten oder bewegen. Allein geht es gar nicht. Am Anfang hatte ich oft auch Angst, dass ich etwas falsch mache. Zum Beispiel abends, wenn wir sie entleeren. Aber jetzt geht das.

Haben Sie Kontakt zu anderen Frauen, die ebenfalls in Deutschland in der Pflege arbeiten?

Ja. Aber unsere Aufgaben sind sehr unterschiedlich. Eine pflegt einen alten Mann, der noch gut läuft, und sie hat sehr viel Zeit. Eine andere versorgt eine alte Dame, die Alzheimer hat und die man nicht allein lassen kann.

Wieso sind Sie noch da?

Ich will Adelheid und Klaus helfen. Jetzt ist Klaus selbst sehr krank. Ich habe ihm schon so oft gesagt, er soll in Urlaub fahren und ich bleibe allein hier. Aber er will das nicht.

Sterben Sie bloß nicht mittwochs

Sie will uns unbedingt etwas sagen. Aber ihre Stimme ist schon zu schwach. Obwohl mein Ohr fast ihren Mund berührt, ist sie nicht zu verstehen. Ich gebe ihr einen Stift, aber sie bringt nur ein paar schwache Kringel auf das Papier. Nun schreibe ich das Alphabet auf. Sie soll mir die Buchstaben zeigen. Dazu kommt es nicht mehr. Wir werden nicht mehr erfahren, was es war, das meine Mutter uns noch sagen wollte. Denn in dem Moment klingelt es an der Tür, kommt der Notarzt. Er war vor einer Stunde schon mal da. Meine Mutter hatte plötzlich Krampfanfälle und schlimme Atemnot. »Todesrasseln!«, sagt meine Schwester. Sie hat sich in die Symptomatik des Sterbens eingearbeitet: Die mangelnde Sauerstoffversorgung lässt die Haut wie marmoriert erscheinen, besonders an den Stellen, wo die Haut aufliegt, bilden sich Flecken. Die weiße Nasenspitze, der blasse und bläuliche Teint.

»Ihre Mutter stirbt!«, hatte der Arzt gesagt. »Wir könnten sie noch ins Krankenhaus bringen, wenn Sie das wollen?« Auf keinen Fall wollen wir das. Aber mein Vater und meine Schwester dürfen solche Entscheidungen nicht treffen, und ich, die offizielle Betreuerin meiner Mutter, war zu diesem Zeitpunkt schon auf dem Weg zu mir nach Hause gewesen. Deshalb muss der Notarzt nun noch einmal kommen, damit ich ihm bestätigen kann, was mein Vater bereits gesagt hat.

Nichts hatte darauf hingedeutet, dass meine Mutter heute sterben würde. Es schien ihr im Gegenteil sogar von Tag zu Tag ein wenig besser zu gehen. Mein Bruder war für zwei Wochen aus Finnland angereist mit drei seiner vier Kinder. Wir saßen mitten in der Woche wie früher immer sonntags an dem großen Esstisch meiner Eltern, während meine Mutter von ihrem Pflegebett aus den Stimmen lauschte. Wir redeten viel und lachten mit ihr. Die Balkontür stand auf, ein lauer Sommerwind wehte. Wir sprachen darüber, dass wir mit meiner Mutter bald im Rollstuhl in den Garten fahren würden. Es ist unser Fernziel, das ihres Mannes und ihrer Kinder. Meine Mutter dagegen zeigt wenig Interesse an Zukunftsperspektiven. Statt ins Grüne zu ihrer linken Seite zu schauen, fixiert sie nun oft einen Punkt in der rechten oberen Zimmerecke. »Was siehst du da?«, frage ich sie. »Ich weiß nicht«, sagt sie. Ich schlage vor: »Vielleicht deinen Garten?« »Ja!«, sagt sie. »Das ist schön. Ich gehe durch meinen Garten.« Und sie sagt, sie sieht ihre Schwestern, die doch schon tot sind, ihre Mutter, die zwanzig Jahre älter wurde als sie. Ihre Nichte, die bei einem Autounfall starb. Ihren Vater, den sie kaum kennengelernt hatte.

Die jüngste Enkelin, Alicia, eine talentierte Malerin, hat ihrer Großmutter eine Katze gezeichnet. Die steht nun auf dem Nachttisch und soll auf meine Mutter aufpassen. Sie heißt Mischka, wie die Katze daheim in Finnland. An einem Sonntag kommen jetzt auch die beiden besten Freundinnen meiner Mutter vorbei. Wochenlang hatten wir sie hin- und ferngehalten. Wir hatten einfach keine Zeit. Sterben, auch das haben wir gelernt, ist ein enorm strammes Veranstaltungsprogramm. Dauernd ist was anderes, und wenn man einmal nicht beschäftigt ist, will man nur in Ruhe auf den Menschen schauen, der bald weg sein soll. Man denkt ja, es müsse möglich sein, Proviant anzulegen, an Liebe, an Da-Sein, an dem Geruch des anderen, an Umarmungen oder einem Händedruck. Wegzehrung für den Rest des Lebens ohne ihn. Man versucht sich vorzustellen, dass da bald gar nichts mehr ist. Aber es geht nicht. Wir waren auch deshalb zurückhaltend mit Besuchen, weil wir glaubten, es würde meine Mutter vielleicht grämen, wenn man sie so sieht: in Windeln liegend, halbseitig gelähmt, abgemagert, mit einer PEG-Sonde und kaum noch Haaren auf dem Kopf. Doch sie freut sich über Elli und Karin an ihrem Bett. Lächelt, als wäre das alles hier gar nicht so schlimm. Die beiden Freundinnen sind erleichtert. Das hier hätten sie sich doch viel schlimmer vorgestellt. Wie gut sie aussähe, meine Mutter. Jetzt würde es doch ganz sicher bergauf gehen. Man könne es deutlich erkennen. Am selben Tag ist auch Susanne da. Meine beste Freundin. Sie war schon in die Reha gekommen und hatte mich einmal spätabends noch in die Strahlenklinik begleitet. Da waren wir eigentlich zum Essen verabredet, aber ich hatte plötzlich Angst, dass es meiner Mutter nicht gut gehen könnte. Tatsächlich war sie halb aus dem Bett gerutscht, der Telefonhörer war ihr heruntergefallen. Der Fernseher lief. Die Schwester hatte mal wieder keine Zeit. Irgendjemand hatte offenbar schlimme Verdauungsprobleme. Es stank erbärmlich auf dem Gang. Jetzt ist alles besser. Ein lauer Sommerwind weht durch die offene Terrassentür. Susanne macht meiner Mutter Komplimente. Die geniert sich ein wenig, wie immer, wenn sie im Mittelpunkt steht. Aber man merkt, wie sie sich freut. Sie sagt, wir hätten es gut. »So eine schöne Freundschaft!«

Auf einen Besucher warten wir besonders lange: den Gutachter vom Medizinischen Dienst der Krankenkassen. Der MDK prüft, ob der Zustand meiner Mutter die Voraussetzung der Pflegebedürftigkeit erfüllt, wie groß die Einschränkungen der »Alltagskompetenz« sind, wie hoch also der Betreuungsaufwand ist und in welche Pflegestufe sie also gehört. Es ist schon kurios: Obwohl meine Mutter in den letzten Wochen mehr Fachärzte gesehen hat als vermutlich in ihrem ganzen Leben zuvor, war offenbar keiner qualifiziert genug, eine Pflegebedürftigkeit zu taxieren. Wieder so ein Misstrauensvotum. Eines von unendlich vielen. Andauernd ist man ja eigentlich vor allem damit beschäftigt, bei den Kassen etwaige Zweifel daran auszuräumen, dass da wirklich eine ernsthafte Krankheit besteht, die gewisse Folgekosten nach sich zieht. Glaubt man ernsthaft, Menschen nehmen sich ihren Krebs, ihre Demenz oder einen Schlaganfall nur wegen des vielen Geldes, anstatt einer geregelten Arbeit nachzugehen? Sämtliche Entlassungspapiere aller Kliniken, in denen meine Mutter bislang war, dokumentieren ihren elenden Zustand. Trotzdem muss eigens ein Antrag auf Pflegegeld gestellt, ein »Vorbewertungsbogen zur pflegerischen Versorgung« ausgefüllt werden. Als Antragsteller nimmt man mit Unterschrift zur Kenntnis, dass »der MDK zu einem Hausbesuch verpflichtet ist« (eine seltsame Formulierung – als würde ein höheres Wesen die Regeln machen. Es klingt wie früher zu Zeiten der Prügelstrafe, als man Kindern sagte, die Schläge würden ohnehin jenen sehr viel mehr schmerzen, der sie austeilt). Umgekehrt hat auch der Antragsteller Pflichten, nämlich die, sich in seinen vier Wänden untersuchen zu lassen, Ärzte von der Schweigepflicht zu entbinden, »dem Medizinischen Dienst der Krankenversicherung (MDK) vorhandene ärztliche Berichte, Gutachten und Befunddokumentationen zur Einsichtnahme zur Verfügung« zu stellen. Nach der Begutachtung macht der MDK-Mitarbeiter der Pflegekasse einen begründeten »Einstufungsvorschlag«. Der Pflegebedürftige bekommt dann den Einstufungsbescheid und rückwirkend ab Datum der Antragstellung die bewilligten Leistungen der Pflegekasse. Man kann jederzeit eine Höherstufung beantragen, um damit das gleiche Procedere in Gang zu setzen. Aber vorerst gibt es nur diesen einen Hausbesuch, der meist eine halbe Stunde dauert und dem Angehörige mit ähnlich viel Vorfreude entgegensehen wie einer Wurzelresektion. Einerseits. Andererseits kann es einen schon finanziell ganz schön in die Enge treiben, wenn der MDK, was häufig vorkommt, bis zu seinem Besuch wochenlang Zeit verstreichen lässt. Dann sieht man diesem Besuch sehnsüchtig entgegen.

Das größte Problem aber ist: Die meisten älteren Menschen schämen sich, sich einem Besucher, einem Fremden gar, hilflos zu präsentieren. Viele haben Angst, ins Krankenhaus oder ins Pflegeheim abgeschoben zu werden, sollte die Performance nicht mehr stimmen. Wollen es – wie gut man das verstehen kann – auf keinen Fall offiziell machen, wie viele Fertigkeiten und wie viel Selbstständigkeit dem Alter und/oder einer schweren Krankheit geopfert werden musste. Eine Freundin hatte wochenlang auf ihre an einer beginnenden Demenz leidenden Mutter eingeredet, wie wichtig es sei, bei der Wahrheit zu bleiben, wenn sie nach ihren Beschwerden gefragt werden würde: dass sie nachts in ihrer Zwei-Zimmer-Wohnung die Orientierung verliert; dass sie manchmal stürzt, dass sie nicht mehr selbst kochen oder gar einkaufen kann. Dass sie einfach vergisst auf die Toilette zu gehen. Als der Gutachter vom Medizinischen Dienst der Krankenversicherungen dann im Wohnzimmer der alten Dame saß, gab sie sich so fit, dass man hätte glauben können, 80 wäre die neue 60. »Ich war fassungslos«, sagt meine Freundin. »In so gutem Zustand hatte ich sie seit Monaten nicht mehr erlebt.« Natürlich gab es für diese vorbildliche Vortäuschung eines Best Agers keine Pflegestufe. Dagegen wird umgekehrt der bevorzugt, der die Imitation eines Ernstfalls geradezu veronikaferresmäßig rüberbringen kann: eher die Minderheit in der älteren Generation. Für die Pflegekasse ist es natürlich praktisch, mit einem Klientel zu tun zu haben, das sich so geniert, zuzugeben, nicht mehr selbst essen oder sich waschen zu können, das sich gerade dann zusammenreißt, wenn jemand Fremdes im Wohnzimmer sitzt und fragt: »Wie viele Toilettengänge sind das so, die Sie mit Ihrem Mann in der Nacht machen müssen?«

Diese indiskrete und auch entwürdigende Frage wird in einer Fernsehreportage über die Arbeit des MDK einer hochbetagten Frau gestellt, die an Lungenkrebs im Endstadium leidet.[100] Die Frau verbringt ihre letzte Zeit zu Hause mit ihrem Mann. Auch er ist sehr alt, kränklich und mit der Pflege seiner Frau überfordert. Eine höhere Pflegestufe würde helfen: mehr Geld, mehr Pflegedienst, auch mehr Zeit, einfach mit seiner Frau zusammen zu sein. Wie jeder dritte Antrag auf eine Pflegestufe oder auf Erhöhung einer Pflegestufe[101] wird auch dieser abgelehnt. Typisch. Denn zu Hause betreuten Pflegebedürftigen werden doppelt so häufig Leistungen verwehrt wie jenen, die in einem Pflegeheim leben. Die Frau stirbt ein paar Tage später. Ihr Ehemann tut, was allen dringend zu empfehlen ist, denen ein Antrag abgelehnt wurde: Er legt gegen die Entscheidung des MDK Widerspruch ein. Mit Erfolg. Nun wird rückwirkend ab Antragstellung Pflegestufe III bezahlt. Der Ehemann sagt, es sei ihm wichtig gewesen, dass die Schwere der Krankheit und der damit verbundene Pflegeaufwand wenigstens posthum anerkannt werden. Auch der Prüfer vom Medizinischen Dienst kommt noch einmal zu Wort. Er erklärt, weshalb nun geht, was vorher nicht gehen sollte: »Das (wohl das Sterben) hat mich schon betroffen gemacht, weil ich es auch in der Situation so gar nicht absehen konnte, obwohl natürlich so ein schweres Krankheitsbild vorlag ... aber es war für mich nicht so ersichtlich.« Ja, eine Schwerkranke mit der Sauerstoffflasche neben dem Sessel, die vor lauter Japsen kaum noch sprechen kann, ist natürlich ein richtig schwieriges Bilderrätsel. Was wird erwartet: Das ganz große Theater einer La-Traviata-Aufführung? Die Violetta im Todeskampf? Die letzten Atemzüge der Mimi in »La Bohème?« Sollte man beim Senioren-Café vielleicht einmal über Alternativen zum Auftritt der Kinderturngruppe nachdenken? Man könnte nach der Devise ›von den Besten lernen‹ profilierte Heulsusen wie Fußballer Andi Möller oder Christian Wulff einladen, um Rentnern das publikumswirksame Wimmern und Greinen beizubringen. Die VHS könnte von Töpfern für Senioren auf ›Todeskampf für Fortgeschrittene‹ umsteigen. Warum nicht gleich einen Oscar für die beste Darstellung einer Pflegestufe III?

Vorerst aber haben wir ein ganz anderes Problem. Der Medizinische Dienst lässt sich Zeit. Bis er sein Gutachten erstellt hat, gilt aber für meine Mutter ›vorläufig‹ Pflegestufe I. Sie wird behandelt wie jemand, der allenfalls Hilfe braucht, um morgens aus dem Bett zu kommen, beim Waschen von Intimbereich ›und Unterkörper‹. Der sich Hose und Strümpfe nicht allein anziehen kann und zwei Mal wöchentlich Hilfe beim Baden und Haarewaschen benötigt. Was über diesen Pflegebedarf hinausgeht, muss von uns vorfinanziert werden, beziehungsweise wir müssen eine Kostenübernahme garantieren. Sollte der MDK-Prüfer feststellen, dass meine Mutter so krank gar nicht ist, würden wir auf diesen Kosten sitzenbleiben. Da können in der Zeit, die der Gutachter braucht, schon einige Euros zusammenkommen. Fast jeder dritte Antrag, das geht aus einer Statistik des MDK hervor, wird nicht innerhalb von vier Wochen bearbeitet. Da Gutachten ja unter Umständen noch per Post verschickt werden, kann es fünf Wochen dauern. Für jeden Tag länger, so ein Referentenentwurf des Bundesgesundheitsministeriums zur Pflegereform, soll man dann in Zukunft 10 Euro erhalten.[102] Bei uns kündigt sich der Gutachter vier Wochen nach Antragstellung überhaupt erst an. Mit dem – nach einer so langen Wartezeit reichlich unverschämten – Hinweis »Bitte beachten Sie, dass eine Verschiebung des Termins durch Sie zu einer Verlängerung der Bearbeitungszeit führt.« Uns wird ja keine Gunst gewährt oder eine Gefälligkeit erwiesen, wir sind keine Bittsteller, wir haben den Laden, der Herrn P. beschäftigt, eigentlich mitfinanziert und hätten etwas Respekt verdient. Bekommen wir aber nicht. Stattdessen müssen wir endlos warten. Herr P. hatte für seinen Besuch ein ohnehin üppiges Zeitfenster von 13.30 bis 16.30 Uhr angegeben: »Da sich die Hausbesuche immer an der individuellen Situation und Problematik der Pflegebedürftigkeit orientieren, kann Ihnen leider keine feste Uhrzeit des Begutachtungstermins angeboten werden.« Wozu auch. Schwerstkranke sind für ihre Angehörigen im Denken des MDK offenbar so etwas wie eine elektronische Fußfessel. Es wird 16.30 Uhr, kein Herr P. in Sicht. In seinem Brief steht: »Sie können mich rund um die Uhr per E-Mail unter xxxx erreichen.« Sehr praktisch so eine Mailadresse für meine Eltern, die nicht mal ein Handy besitzen. Außerdem nennt er eine Mobilnummer, unter der er ›persönlich‹ aber bloß Montag, Mittwoch und Freitag zwischen 20 und 21 Uhr zu sprechen sei. Ich rufe trotzdem an. Er meldet sich und sagt, es hätte eben einfach länger gedauert. Er habe da einen sehr schwierigen Fall … »Und Sie haben ein Handy!«, sage ich. Er hätte jederzeit anrufen können und seine Verspätung ankündigen. Immerhin gibt sich Herr P. angemessen beeindruckt vom Zustand meiner Mutter. Ganz schlecht ist also sehr gut. Als Herr P. sich verabschiedet, fühlen wir uns, als hätten wir gerade ein wichtiges Examen bestanden.

Morgens, mittags und abends kommt nun der Pflegedienst. Es sind freundliche, kompetente Frauen, die meine Mutter waschen und windeln, ihr die Medikamente verabreichen, nach der Sondenkost schauen. Der Unterschied zu dem, was wir in den Kliniken erlebt haben, könnte kaum größer sein. Ein Physiotherapeut wird nun außerdem zwei Mal die Woche unsere Mutter ein wenig mobilisieren. In zehn Tagen reisen Ursula und ihre Freundin aus Polen an, dann wollen wir den Pflegedienst auf zwei Besuche pro Tag reduzieren. Wir leben in einem absoluten Ausnahmezustand, aber es fühlt sich auf eine bizarre Weise großartig alltäglich an. Als könnte es so ewig weitergehen. Es ist Mittwoch. Vormittags noch habe ich mit meiner Schwester einen Großeinkauf beim italienischen Lebensmittelgroßhandel erledigt. Wir hatten Mutter gesagt, sie müsse schon ein wenig trainieren, wenn sie das nächste Mal mitkommen wolle. Nun fängt sie an, sich am Bettgalgen hochzuziehen. Wir loben sie für ihre Vertikal-Liegestütze. Mittags macht mein Vater Reibekuchen. Er fragt Mutter, ob Zwiebeln hineingehören. Sie lachen, weil er das immer fragt. Später, ich will gerade gehen, um mal wieder nach Hause zu fahren, sagt meine Schwester: »Schau mal.« Meine Mutter fixiert hochkonzentriert einen Punkt auf der linken Seite des Bettes, auf Kopfhöhe, als würde dort jemand stehen. Was sie sieht, scheint um ihr Bett zu gehen. Sie verfolgt es mit den Augen. Es oder Er oder Sie bleibt nun in der rechten Ecke stehen. Sie blickt noch eine Weile darauf. Dann scheint es weg zu sein. Ich fahre heim. Kaum zu Hause, ruft mich meine Schwester an. Weinend. Weil der Notarzt da war. Weil unsere Mutter stirbt.

Ich hatte das Sterben eines Menschen zuvor nur einmal bei meiner Tante erlebt. Meine Mutter war damals schon einige Tage bei ihrer jüngsten Schwester gewesen, die unheilbar an Brustkrebs erkrankt war, und ich hatte sie dort in Niedersachsen besucht. Ich weiß noch, wie irritierend ich es damals fand, dass meine Tante in ihrem Schlafzimmer im Sterben lag, während wir im Wohnzimmer bei Aufschnitt und Gewürzgürkchen über Belangloses sprachen. Das Sterben hatte ich mir filmreifer vorgestellt. Ich dachte, dem Leben an sich würde einen Moment der Atem stocken, der Sterbende, wie bei den Oscars die Preisträger, einen Zettel aus dem Nachthemd nesteln und etwas ganz Tiefes sagen. Meine Tante aber wollte nicht noch ein paar große Worte loswerden. Sie wollte unbedingt auf die Toilette. Sie war schon nicht mehr ganz bei sich, aber diese eine Angst war geblieben, es nicht mehr rechtzeitig dorthin zu schaffen. Jetzt ist es ganz ähnlich. Ganz normal und unfasslich furchtbar. Eben haben wir noch Reibekuchen gegessen. Jetzt stirbt Mutter. Irgendwas sagt einem, dass das auf keinen Fall in ein und denselben Tag, ja nicht mal in ein und dasselbe Jahrhundert gehört. Es muss einen anderen Termin dafür geben. Doch die Luft wird Mutter zunehmend knapp. Sie atmet auf einmal gar nicht mehr. Dann wieder. Wir wollen sie umarmen, sie festhalten, ihre Hand nehmen. Sie entzieht sie uns und weicht mit angstgeweiteten Augen zurück. Das hier ist das Gegenteil jener Sterbeidylle, wie sie einem auch die Palliativmedizin bisweilen so tröstlich weichzeichnet, dass man am liebsten sagen würde: Ja, packen Sie mir das ein! Hier wird nicht ›sanft entschlafen‹, das hier ist ein Moment absoluter und eiskalter Einsamkeit. Wir würden unsere Mutter so gern in den Arm nehmen. Ein letztes Mal. Aber sie will es nicht und es ist ihr Tod. Sie atmet gar nicht mehr. Und schließlich nur noch dieses wirklich allerletzte Mal. Wir stehen an ihrem Bett. Wir heulen, heulen, heulen, heulen.

Doch irgendwann stellt sich die Frage: Was machen wir jetzt?

Es ist Mittwochnachmittag. Wir haben eine tote Mutter im Haus. Der Notarzt war jetzt oft genug da. Der Hausarzt ist nicht erreichbar. Entgegen seiner Beteuerungen, ihn jederzeit, wirklich jederzeit, anrufen zu können. Ja, auch auf dem Handy. Aber das ist ausgeschaltet. Er wäre so gern ein wirklich guter Mensch. Außer mittwochs. Da ist die Praxis geschlossen, und auch das Mitgefühl hat Ruhetag. Gibt es eine Regel, nach der man Tote sofort abgeben muss? Man weiß so verdammt wenig darüber, wie ein Leben ordentlich zu Ende gebracht wird. Wir schließen Mutter die Augen. Oder wir versuchen es. Es ist längst nicht so einfach, wie es im Fernsehen immer aussieht. Ihr Mund steht weit offen. Meine Schwester holt ein Handtuch, rollt es zusammen, schiebt es unserer Mutter unter das Kinn. Das sieht besser aus. Sie wirkt fremd und gar nicht friedlich, eher als wäre das Sterben noch jetzt, wo es vollbracht ist, eine große Gemeinheit. Wir rufen meinen Bruder in Finnland an, dann unsere Ehemänner und schließlich den Pflegedienst. Wir wollen wissen, ob man einen Toten so lange bei sich behalten darf. Man darf.

Viel später am Abend sitzen meine Schwester, mein Vater und ich am Wohnzimmertisch, Mutter liegt in ihrem Pflegebett bei uns im Zimmer. Wir haben eine Flasche Sekt geöffnet. Wenn es stimmt, dass die Seele eines Toten noch eine Weile in dem Raum bleibt, in dem er gestorben ist, dann wollen wir jetzt mit ihr trinken. »Wird einen seltsamen Eindruck machen, wenn jetzt jemand reinkommt«, sagt meine Schwester. Dann stoßen wir an, auf Irmtraud Kleis. Auf das große Glück, das sie für uns war. Auf all die Dinge, die wir zusammen erlebt haben, auf unsere gemeinsamen Reisen, auf Bastelnachmittage, ausgepustete Eier, darauf, dass wir manchmal so lachten, bis wir heulen mussten. Einfach so, ohne einen Grund. Und wie sie sofort immer alles stehen und liegen ließ, um anderen einen Herzenswunsch zu erfüllen. Wie sie sagte »Vergiss mal deine Rede nicht!«, wenn sie einem – eigentlich dauernd – ins Wort fiel, weil sie dringend eine Geschichte loswerden musste. Wir erinnern uns, wie sie sagte, sie hätte gern mal einen Abend mit Henry Kissinger verbracht, und gefragt, was nach dem Tod ihrer Meinung passiert, antwortete: »Ich treffe meine ganze Sippe. Der halbe Himmel muss ja voll davon sein.« Ich denke an das Buch von Astrid Lindgren, das wir ihr im Krankenhaus vorgelesen hatten, an den einen Satz daraus: *»Meine kleine Inniggeliebte, hier sitzen wir nun, du und ich, und haben's schön.«* So war es oft mit ihr.

Irgendwann ist man total erschöpft und fühlt gar nichts mehr. Man geht ins Bett. Man steht auf und denkt kurz, dass das alles bloß ein Traum gewesen ist. Man geht jetzt hinunter, in die Küche. Meine Mutter wird fragen, ob man nicht gern ein paar Spiegeleier hätte. Aber da liegt sie ja doch tot im Bett. Der Pflegedienst kommt, wir hatten ihn darum gebeten. Wir wollen Mutter noch einmal waschen. Es ist – auf eine seltsame Art – tröstlich, sie mit einem Waschlappen abzureiben, ihr ein frisches Nachthemd anzuziehen, die Haare zu kämmen. Wir suchen für sie Kleidung heraus, die wir dem Bestatter mitgeben wollen. Ihre Lieblingsbluse, für den Sarg. Man wundert sich, wie gefasst man sein kann. Selbst als der Hausarzt endlich da ist, weil einer ja den Totenschein ausstellen muss. Und sogar, als er sagt: Übrigens, unsere Mutter wäre ja nun keine MRSA-Trägerin mehr. Er wusste das schon gestern, bevor der Notarzt kam und für die Untersuchung unserer um jeden Atemzug ringenden Mutter eine Maske aufsetzen musste, wegen der Hygienevorschriften. Der Arzt hat es nicht für notwendig befunden, uns das wenigstens telefonisch durchzugeben. War ja Mittwoch. Und obwohl man ihm nun aus einem weiteren ziemlich guten Grund seine Betroffenheit am liebsten … Sie wissen schon wohin schieben würde, bleibt man ganz zivilisiert. Dies hier ist das Sterbezimmer meiner Mutter und absolut nicht der richtige Ort oder der richtige Zeitpunkt, diesem Arzt den Unterschied zwischen Anteilnahme und Selbstgefälligkeit zu erklären. Gerade wunderte man sich, woher all dieser Stoizismus plötzlich kommt, da ist es auch schon vorbei damit. Die Bestatter sind da, sie heben meine Mutter aus ihrem Bett und tragen sie aus dem Haus. Gäbe es für die letzten Wochen eine Top-Ten-Liste der absoluten Tiefpunkte, würde dieser Moment sicher unter den ersten vier landen: Wie diese leblose Mutter nun in einen Sarg gehievt wird.

Jeder hat seine eigene Liste. Mein Vater, ich, meine Schwester. »Was war das Schlimmste für dich?«, frage ich sie viel später. »Abgesehen von der Diagnose? Dass uns niemand helfen wollte. Dass man ganz alleine ist, gerade wenn es darauf ankommt und einem ausgerechnet von jenen jede Hilfe verweigert wird, von denen man doch dachte, dass sie genau dafür da sind.« »Angenommen, du könntest einen von ihnen als Geisel nehmen und hättest einen Tag Zeit, zu machen, was du willst, oder einmal in aller Ruhe alles zu sagen, was du möchtest (danach würden sie natürlich einen kompletten Gedächtnisverlust erleiden, nur falls es nicht ganz legal ist, was du planst). Was würdest du tun?« »Ich würde sie genau das erleben lassen, was wir erlebt haben. Und natürlich dürften sie nichts vergessen.« »Muss man das alles nicht auch einfach mal vergeben können?« »Auf keinen Fall!«

Nachwort

Ja, es gibt ein Leben nach dem Tod. Der Medizinische Dienst der Krankenkassen informiert uns, meine Mutter habe nun die Pflegestufe III erhalten. Das Gericht schickt die Aufforderung, die Vermögenswerte meiner Mutter offenzulegen. Seitenlang wird nach Grundstücken, Ersparnissen, sogar nach Schmuck gefragt. Die Unkosten, die dem Gericht für die Betreuungsvollmacht entstanden sind, sollen anteilig am Vermögen meiner Mutter beglichen werden. Außerdem soll ich den Betreuer-Ausweis zurückgeben. Ich bin immer noch so fassungslos über das, was wir auf der Palliativstation erlebt haben, dass ich mich entschließe, der Ärztin, die meine Mutter dorthin überwiesen hatte, einen – natürlich freundlichen – Brief zu schreiben. Sie sollte wissen, wie es dort war. Vielleicht hört sie beim nächsten Patienten besser zu, ehe sie einfach darüber entscheidet, was das Beste für ihn sein wird. Möglicherweise sucht man sich zukünftig für seine todkranken Patienten eine andere Klinik, die ihr Plansoll besser erfüllt. Hey, auch die Medizin soll doch ein freier Markt sein – und da gewinnt den Wettbewerb doch angeblich immer der Bessere. Außerdem ist es ja nur fair, ihr diese Möglichkeit zu einer Stellungnahme zu geben. Genutzt hat sie sie bis heute nicht.

Wenn wir von unseren Erfahrungen berichten, hören wir häufig die Frage, ob wir nicht vielleicht einfach nur Pech hatten oder möglicherweise überzogene Erwartungen. Diese Frage ist Teil des Problems: Dass man als Angehöriger stets unter dem Generalverdacht steht, abstruse Hoffnungen zu hegen, zu betroffen zu sein, um die Ereignisse objektiv betrachten zu können. Umgekehrt gilt aber auch: Fehlt es an eigenem Erleben, darf man auch nicht mitreden. Man kennt die Zustände ja allenfalls nur aus der Fernsicht, aus zweiter Hand. So oder so – immer darf man sich kein Urteil erlauben. Auf diese Weise aber entsteht ein System, in dem die Verursacher der Zustände zugleich auch exklusiv die Deutungshoheit dieser Zustände für sich in Anspruch nehmen. Ich habe während der Krankheit meiner Mutter Tagebuch geführt, um meine Erfahrungen festzuhalten. Nach dem Tod meiner Mutter beginne ich, mich intensiver mit unserem Gesundheitssystem zu beschäftigen. Ich hatte ja die Nähe, nun wollte ich den Abstand. Aber auch aus der Distanz ändert sich nichts an dem erschütternden Panorama. Was meiner Mutter und uns widerfahren ist, hat Methode. Die liegt zum einen in der Gnadenlosigkeit des puren Kosten-Nutzen-Denkens, zum anderen in dem Versuch, die Folgen dieses Denkens als ›Schicksal‹ zu etikettieren und die Konsequenzen somit höheren Mächten in die Schuhe zu schieben. Wenn es aber immer mehr nur noch um Gewinn, Profit, um Kostenersparnis und immer weniger um die Menschen geht, sind Gleichgültigkeit, Ignoranz und schließlich Brutalität keine Zufallstreffer.

Dennoch: Ich kann die Ungläubigkeit ob der von uns behaupteten Fallhöhe zwischen Sein und Schein gut verstehen. Je mehr Zeit vergeht, umso mehr spüre ich in mir das beeindruckend starke Bedürfnis, das Erlebte auch in einer Überdosis Weichzeichner zu versenken. Zu denken, was alle anderen auch denken: So schlimm wird es schon nicht kommen. Ich möchte so schrecklich gern darauf vertrauen, dass schon alles gut wird, wenn es ernst wird. Am liebsten würde ich mir selbst nicht glauben. Dann höre ich, wie die Mutter eines schwer an Diabetes erkrankten Jungen erzählt, dass die für ihren Sohn so dringend notwendige Kontrolluntersuchung beim Augenarzt, für die sie als Kassenpatientin beinahe acht Monate im Voraus einen Termin verabredet hatte, immer wieder verschoben wird. Und es gibt zunehmend besorgniserregende Berichte auch von der anderen Seite: Im Mai 2012 erzählen fünf Klinikärztinnen und -ärzte – anonym – im *Zeitmagazin*, zu welchen Verheerungen die Einführung der Fallpauschalen, der zunehmende Wettbewerb und das nackte Effizienzdenken in ihrem Arbeitsalltag führen. Wie Patienten nur noch wie ein Stück Fleisch betrachtet werden, das man im Supermarkt über den Scanner zieht. Ein Arzt berichtet, wie eine Frau mit Schlaganfall in seine Klinik eingeliefert wird. Ein Medikament könnte die Durchblutung wiederherstellen, also den Schlaganfall ganz oder teilweise rückgängig machen. Das Mittel darf aber nicht später als viereinhalb Stunden nach Beginn des Schlaganfalls verabreicht werden. Um festzustellen, ob noch etwas zu retten ist, müsste man eine Kernspintomografie machen. Die Klinik hat ein entsprechendes Gerät, aber nicht genug Personal, um es rund um die Uhr zu betreiben. Und es ist 3.30 Uhr morgens. So wird die 70-jährige Frau ein Pflegefall. Der Arzt lässt sich von der Reha den Entlassungsbrief kommen. Daraus geht hervor: »Sie stammelt immer wieder dieselben Silben, versteht offenbar nur Bruchstücke. Ihre rechte Körperhälfte ist gelähmt, sie kann nur mit Hilfe aufgesetzt werden. Oft sitzt sie stundenlang reglos da.« Der Arzt erinnert sich: »Ihr Mann erzählte, dass sie vor dem Schlaganfall dreimal die Woche für ihre Enkel gekocht habe. Im Winter waren sie noch gemeinsam Langlaufen. In einer gut ausgerüsteten Klinik hätte sie eventuell eine Chance gehabt, wieder in dieses Leben zurückzukehren. Jetzt hat sie Pflegestufe III. Während unser Haus effizienter wurde, sind anderswo höhere Kosten entstanden.«[103]

Denken wir wirklich, wir sind nicht diese Frau? Woher kommt dieser so übermächtige Drang zu ignorieren, was längst Fakt ist? Diese fast panische Suche nach Notausgängen? Nach Distanzierungsmöglichkeiten? Diese unendliche Erleichterung, wenn man sagen kann: Wie traurig, da hat jemand großes Pech gehabt! Oder: Da wird einer nicht mit dem Tod eines geliebten Menschen fertig und sucht einen Sündenbock. Ich denke: Würden wir hinsehen, müssten wir akzeptieren, dass wir bald genauso hilflos und ohnmächtig sein werden. Dann würden wir erleben, wie furchtbar schnell unsere ziemlich selbstherrliche und auch egozentrische Vorstellung von Freiheit und Autonomie an ihre Grenzen stößt. Wir alle werden krank, alt und abhängig, werden irgendwann aus dem Leben, von dem wir dachten, es würde ewig so weitergehen, herausgerissen. Auch wenn diese Nachricht unseren Größenwahn enorm beleidigt. Umso mehr bei der Aussicht, wir könnten selbst beim Sterben noch bloß das Nutzvieh des Shareholder Value sein. Treibgut, das mal hierhin, mal dorthin geschoben wird. Je nachdem, woher der Marktwind gerade weht. So möchte sich wirklich keiner gern sehen. Ich kann das verstehen. Mir geht es ganz genauso. Aber ich weiß nun auch: Exakt so wird es kommen. Nur weil wir uns heute von unserer Angst vor dem Tod bestimmen lassen und deshalb nicht handeln. Darum zum Schluss noch zwei Nachrichten. Die schlechte zuerst: Wir sind Menschen, wir sterben. Die Gute: Noch können wir Einfluss darauf nehmen, unter welchen Umständen. Fangen Sie am besten gleich jetzt damit an.

*

»Wo du warst, war es schön!« Das stand in der Traueranzeige meiner Mutter. Jetzt denken wir: Überall dort, wo es schön ist – im Park hinter unserem Haus, am Wattenmeer von Keitum, nachts, wenn der Himmel klar ist und man alle Sterne sieht, im Garten meiner Eltern, wenn der Apfelbaum blüht, der sich seit Jahren weigert, mehr als einen Apfel zu produzieren, auf einer Sommerwiese mit Kornblumen und Klatschmohn, da ist immer auch sie. Irgendwie. Das ist tröstlich. Manchmal.

Fußnoten

Der Anfang vom Ende

1 *Der Spiegel* 7/2011
2 Arztreport 2011, BARMER GEK
3 *Der Spiegel* 7/2011
4 Ebda.
5 *Süddeutsche Zeitung, Magazin* 9/2008

Altsein kann töten

6 Ursula Biermann: »Der Alte stirbt doch sowieso«, Herder 2009
7 Ebda.
8 Ebda.
9 Ebda.
10 Deutsche Gesellschaft für Kinderchirurgie (www.dgkic.de)
11 David Shields: »Das Dumme am Leben ist, dass man eines Tages tot ist«, Goldmann 2010
12 Bernd Hontschik: »Herzenssachen. So schön kann Medizin sein«, Weissbooks 2009
13 www.ucl.ac.uk
14 Sechster Altenbericht zur Lage der älteren Generation in der Bundesrepublik Deutschland, 2010
15 Arztreport 2011, BARMER GEK
16 Klaus Koch: »Rationierung im Gesundheitswesen: Forderung nach offener Diskussion«, *Deutsches Ärzteblatt* 102/15 (2005)
17 Heinz Jürgen Kaiser: »Autonomie und Kompetenz: Aspekte einer gerontologischen Herausforderung«, LIT Verlag Münster 2002, S. 48

Bloß nicht heulen

18 Dorothee Kempf: »Untersuchung der Gesprächszeit mit Patientenm und Angehörigen unter Zugrundelegung der Arbeitszeitverteilung von Krankenhausärzten«, Dissertation, Universitätsklinik Freiburg 2007

19 Ebda.

20 Peter T. Sawicki: »Qualität der Gesundheitsversorgung in Deutschland«, in: *Medizinische Klinik* 100 (2005), S. 755–768

21 Linus Geisler: »Feind, Freund oder Partner? Angehörige im Krankenhaus«, in: *Dr. med. Mabuse* 167 (2007), S. 23–26

22 Ebda.

23 Ebda.

24 David Shields: »Das Dumme am Leben ist, dass man eines Tages tot ist«, Goldmann 2010

Ihr Wille geschehe

25 Wikipedia

26 David Shields: »Das Dumme am Leben ist, dass man eines Tages tot ist«, Goldmann 2010

27 www.hospiz-und-palliativmedizin.de

28 *Süddeutsche Zeitung*, 9.5.2011

29 *Ärzte Zeitung online*, 9.9.2009

30 *Deutsches Ärzteblatt online*, 21.12.2009

31 *Rheinische Post*, 19.5.2008

32 Vorlagen unter anderem beim Bundesministerium der Justiz (www.bmj.de)

33 www.vorsorgeregister.de

34 www.betanet.de

35 www.bmj.de

Vom Singen in den Rettungsbooten

36 Leo Tolstoi: »Der Tod des Iwan Iljitsch«, Insel 1961, S. 34

37 *Süddeutsche Zeitung*, 27.4.2012

38 Homepage der Bürgerinitiative »Notruf 113«: notruf113.org

39 www.der-druck-muss-raus.de

40 www.dip.de, Deutsches Institut für Pflegeforschung

41 *Die Zeit* 36/2010

42 *Dr. med. Mabuse* 186/2010, S. 31

43 *Deutsches Ärzteblatt online*

44 *Frankfurter Rundschau*, 22.4.2011

45 Voltaire: »Candide«, Reclam 1986

Leben am Schlauch

46 Adam Geremek: »Wachkoma: Medizinische, rechtliche und ethische Aspekte«, Deutscher Ärzte Verlag 2009, S. 175

47 Ebda.

48 *Financial Times*, 1.9.2005

49 *Süddeutsche Zeitung*, 10.2.2010

50 *Die Welt*, 12.3.2004

51 www.nahrungsverweigerung.de

52 Ebda.

Blinde Passagiere

53 *Bild*, 9.5.2011

54 www.focus.de

55 Radio Bremen, 22.11.2011

56 Ebda.

57 *Süddeutsche Zeitung*, 12.3.2011

58 *Süddeutsche Zeitung*, 10.7.2010

59 *Focus*, 26.2.2010

60 *Süddeutsche Zeitung*, 12.3.2011

Nettsein ist auch keine Lösung

61 *Die Zeit* 13/2010

62 *Der Spiegel* 22/2011

63 www.nachdenkenseiten.de

64 www.dip.de

65 *Der Spiegel* 1/2012

66 *Deutsches Ärzteblatt* 1/2012

67 www.barmer-gek.de

68 AOK Rheinland/Hamburg

69 *Süddeutsche Zeitung*, 10.4.2008
70 Joe and Teresa Graedon: »Top Screwups Doctors Make and How to Avoid Them«, Crown Archetype 2011, S. 23
71 www.dv-pflegewissenschaft.de

Die Guten sind nicht immer die Besten

72 Birgit Jaspers (Hrsg.): »Palliativmedizin«, Heidelberg 2009, S. 2
73 Wikipedia
74 Deutscher Hospiz- und PalliativVerband, dhpv.de
75 Magazin FAKT, 19.7.2011
76 Wikipedia und www.mcb-medicenter.de
77 Gian Domenico Borasio: »Über das Sterben«, Beck 2012, S. 214
78 Duke University Durham (today.duke.edu/2007/11/hospice.html)
79 www.nhpco.org
80 *Dr. med. Mabuse* 157 (2009)
81 www.upi.com, 19.5.2011
82 *Dr. med. Mabuse* 157 (2009)
83 Gian Domenico Borasio: »Über das Sterben, Beck 2012, S. 251
84 Ebda.

Widersprechen – grundsätzlich!

85 *Der Spiegel*, 1.2.2012
86 Wikipedia
87 www.pflegerechtsberater.de
88 Wikipedia

Bilden Sie eine kriminelle Vereinigung!

89 *Stern*, 24.4.2011
90 *Finanztest*, www.test.de, 19.4.2011
91 Ebda.
92 Anne Will: »Wenn Svetlana Opa betreut – letzter Ausweg illegale Pflege?«, Sendung vom 6.6.2011
93 Friedrich-Ebert Stiftung, www.fes.de
94 Ebda.

95 www.forum-gesundheitspolitik.de

96 *Die Zeit* 6/2009

97 *Stern* 35/2011

98 Bernd Hontschik: »Herzenssachen. So schön kann Medizin sein«, Weissbooks 2009, S. 124

99 Ebda.

Sterben Sie bloß nicht mittwochs!

100 WDR: »Wenn Oma Pflege braucht – die Prüfer vom medizinischen Dienst«, Sendung vom 5.2.2012

101 www.aspect-online.de

102 www.focus.de, 9.2.2012

Nachwort

103 *Zeit Magazin* 21/2012

Dank

An meinen Vater, meine Lieblingsschwester, meinen Bruder, meinen Mann, weil Liebe für sie ein so groß geschriebenes Tu-Wort ist. An Susanne aus denselben Gründen, für all die Unterstützung, den Trost, die Geduld, für ihr so großes Herz, ihre klugen Anregungen und einfach, weil ich weiß, das bleibt. Überhaupt: danke an meine Freundinnen, die immer da waren, mitfühlten, aber auch mitdachten, und die mir gezeigt haben, wie dehnbar und gleichzeitig exklusiv der Begriff ›Familie‹ sein kann. An Cornelia A., Inge G., Klaus W., Ewa P., Birgit K. und an all die anderen Menschen, die mir ihre Geschichte erzählt haben, für ihr Vertrauen. Dank auch an den so freundlichen und weitsichtigen Notar a. D. und Dr. Bernd Hontschik für die wertvolle Unterstützung, und weil er zeigt, dass Ärzte noch immer ganz anders können. Und natürlich Dank an meine Lektorin Tanja Rauch, die gleich wusste, worum es geht, und ohne die es dieses Buch nicht gäbe.